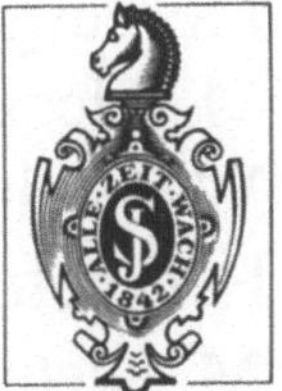

Fortbildung

Innere Medizin – Intensivmedizin

Herausgegeben von
M. Alcock · Heidelberg   K. D. Grosser · Krefeld
W. Nachtwey · Hamburg   G. A. Neuhaus · Berlin
F. Praetorius · Offenbach   H. P. Schuster · Mainz
M. Sucharowski · Berlin   P. Wahl · Heidelberg

S. Okonek

Vergiftungen Entgiftung Giftinformation

Eine praxisbezogene Darstellung

Unter Mitarbeit von H. Lauer
und einem Beitrag von
C. Kulessa und J. Bußmann

Mit 53 Abbildungen

Springer-Verlag
Berlin Heidelberg New York 1981

Professor Dr. med. Stefan Okonek
Zentrum für Entgiftung und Giftinformation,
II. Medizinische Klinik
und Poliklinik der Universität
Langenbeckstraße 1
6500 Mainz

ISBN-13: 978-3-540-10331-8   e-ISBN-13: 978-3-642-67797-7
DOI: 10.1007/978-3-642-67797-7

CIP-Kurztitelaufnahme der Deutschen Bibliothek
Okonek, Stefan:
Vergiftungen, Entgiftung, Giftinformation/S. Okonek. Unter Mitarbeit von H. Lauer. Mit einem Beitrag von
C. Kulessa und J. Bußmann. – Berlin, Heidelberg, New York: Springer, 1981.
(Fortbildung: Innere Medizin, Intensivmedizin)

Zeichnungen: A. Cornford
Satz- u. Bindearbeiten: G. Appl, Wemding, Druck: aprinta, Wemding
2119/3140-543210

*Herrn Professor Dr. med. P. Schölmerich,
von dem ich gelernt habe,
den praktisch-klinischen Belangen ebensolchen
Wert beizumessen wie den wissenschaftlichen,
zum 65. Geburtstag gewidmet.*

Vorwort

Dieses Buch ist für Schwestern, Pfleger und Mediziner geschrieben, welche den praktischen Umgang mit Patienten, die an akuten Vergiftungen leiden, erlernen oder sich auf diesem Gebiet fortbilden wollen. Die Beschreibung der konkreten Erfordernisse ist daher das Leitthema. Auf pathogetische Hintergründe wird nur eingegangen, wenn es zum Verständnis von Diagnose oder Therapie der Vergiftungen erforderlich ist. Ich habe mich nicht gescheut auch einfache Handgriffe zu beschreiben, um dem Anfänger das nötige Rüstzeug zu geben; der Fortgeschrittene wird diese Stellen überlesen.

Die Darstellung beruht auf Erfahrungen, die Schwestern, Pfleger, Medizinisch-technische Assistentinnen und Ärzte unseres Zentrums für Entgiftung und Giftinformation, II. Medizinische Klinik und Poliklinik der Universität Mainz seit 1968 gesammelt haben. Ich möchte mich bei ihnen allen bedanken, daß sie mir Gelegenheit gaben, die Erfahrungen in diesem Buch zusammenzufassen.

Mein spezieller Dank gilt dem Leiter der Klinik, Herrn Prof. Dr. P. Schölmerich, der die Klinische Toxikologie in allen Bereichen stark gefördert hat, der leitenden Krankenschwester der Intensivstation Frau H. Lauer, ohne deren Mitarbeit eine praxisbezogene Darstellung nicht gelungen wäre, den Herren Dr. C. Kulessa und J. Bußmann, die den wichtigen Beitrag über die psychosoziale Betreuung von Suizidenten verfaßt haben und nicht zuletzt Herrn A. Cornford, der den Text in besonders anschauliche Bilder umgesetzt hat.

Mainz, Januar 1981   S. Okonek

Inhaltsverzeichnis

Vergiftungen – Entgiftung, speziell

Vergiftungen – Entgiftung, allgemein

1. Vergiftungen, allgemein

1.1. Definition und Abgrenzung

Vergiftungen können durch endogen entstandene oder exogen zugeführte Giftstoffe (Toxine) hervorgerufen werden. Im folgenden werden nur die exogenen Vergiftungen dargestellt, denn die endogen entstandenen (z. B. durch Nieren- oder Leberinsuffizienz) sind Lehrstoff der allgemeinen inneren Medizin. Exogene Vergiftungen (Intoxikationen) sind akut oder chronisch sich entwickelnde, potentiell lebensgefährliche Gesundheitsstörungen, die durch Fremdstoffe hervorgerufen werden. Die Bezeichnung Fremdstoffe umfaßt alle nicht körpereigenen Substanzen. Wann ein Fremdstoff zum Gift wird, ist abhängig von der Dosis, der Einwirkungsart und der Einwirkungsdauer.

> Alle Dinge sind Gift und nichts ohn Gift, allein die Dosis macht, daß ein Ding kein Gift ist.　　　　　Paracelsus

Demnach können alle Stoffe, die in den Körper aufgenommen werden, in Abhängigkeit von der Dosis giftig wirken. Bekanntestes Beispiel sind die Arzneimittel, die zur Behandlung von Gesundheitsstörungen verwendet werden, aber bei Überdosierung schwere Vergiftungen zur Folge haben können. Auch scheinbar völlig untoxische Stoffe, die lebensnotwendig sind, wie Wasser und Kochsalz, können in Überdosis zu akuten Vergiftungserscheinungen führen. Die Bezeichnung giftig (toxisch) beinhaltet, daß die schädigenden Wirkungen auf den Organismus je stärker sind, desto mehr Gift zur Wirkung kommt. Im Gegensatz dazu beinhaltet die Bezeichnung *allergisch*, daß eine *nicht* dosisabhängige Reaktion eines sensibilisierten Organismus abläuft. Bezeichnungen wie toxisch-allergisch sind daher ein Widerspruch in sich und sollten vermieden werden.

Mit der Giftkunde (Toxikologie) beschäftigen sich hauptsächlich medizinische, aber auch nicht-medizinische Fachrichtungen (Tabelle 1.1.). Zu den primären Aufgaben der klinischen Toxikologie gehören Prophylaxe, Diagnose und Therapie der Vergiftungen des Menschen sowie die Giftinformation.

Der Rahmen dieses Buches macht es erforderlich, daß eine Auswahl der darzustellenden Vergiftungen getroffen wird. Die Auswahl wird nach klinischen Gesichtspunkten getroffen, d. h. es werden Vergiftungen dargestellt, die entweder häufig sind oder wichtige Probleme bei der Diagnose und Therapie aufwerfen. Eine Übersicht, mit welcher Häufigkeit Vergiftungsfälle in der Klinik bzw. im Rahmen der Giftinformation beobachtet werden, gibt Abb. 1.1. Die Gifte können unterteilt werden in moderne chemische Gifte (aus

Tabelle 1.1. Aufgabenbereiche der Toxikologie

Arzneimitteltoxikologie	Arzneimittelprüfung, Nebenwirkungen, Folge von Überdosierung
Gewerbetoxikol.	Schädliche Wirkungen durch Arbeitsstoffe, Aufstellung von MAK-Werten
Pestizidtoxikol.	Schädliche Wirkungen durch Pflanzenschutzmittel (Insektizide, Herbizide, Fungizide etc.)
Klinische Toxikol.	**Prophylaxe, Diagnose und Therapie von Vergiftungen, Giftinformation**
Nahrungsmitteltoxikologie	Zusatzstoffe zu Nahrungsmitteln, Reinheitsprüfung von Nahrungsmitteln
Umwelttoxikol.	Erfassung von Schadwirkungen auf Luft, Boden, Wasser, Pflanzen, Tiere; Präventivmaßnahmen

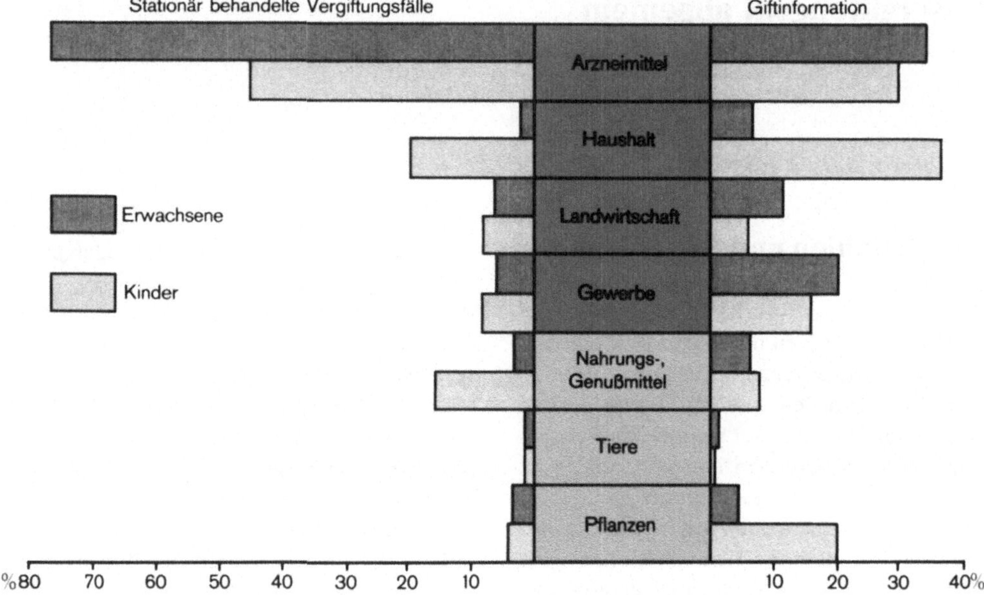

Abb. 1.1. Prozentuale Verteilung von stationär behandelten Vergiftungsfällen im Erwachsenen- und Kindesalter sowie Fällen aus der Giftinformation

den Bereichen Arzneimittel, Haushalt, Landwirtschaft, industrielles Gewerbe) und in natürliche Gifte (aus den Bereichen Nahrungs- und Genußmittel, Tiere, Pflanzen). Die meisten Vergiftungen des Erwachsenen entstehen durch Arzneimittel (78%). Sie werden daher im folgenden besonders ausführlich besprochen. Aus der Gruppe der anderen chemischen Gifte werden Vergiftungen durch organische Lösungsmittel, Säuren und Laugen, Pflanzenschutzmittel und Gase dargestellt. Von den seit alters bekannten natürlichen Vergiftungen werden der Botulismus und die Knollenblätterpilz-Vergiftung besprochen. Auf detaillierte Literaturangaben wird verzichtet; sie sind den Publikationen Okonek u. Mitarb. 1979 [19] sowie Okonek u. Baum 1980 [20] (s. S. 118) zu entnehmen.

Die Betreuung von Patienten nach einem Selbstmordversuch (Suizidenten) wird in einem gesonderten Kapitel von Kulessa und Bußmann dargestellt.

1.2. Das Ausmaß des Problems

Die Zahl der Vergiftungen ist im Laufe der Jahre kontinuierlich gestiegen. In einem internistischen Krankengut beträgt der Anteil der Vergiftungen 5% bis 10%. Vergiftungen des Erwachsenen entstehen zu etwa 10% unbeabsichtigt (akzidentell) als Unfall und zu weiteren 10% in wirklicher selbstmörderischer Absicht; 80% dagegen sind absichtliche Selbstvergiftungen aufgrund einer unbewältigten Konfliktsituation, ohne daß der absolute Wille zur Selbsttötung besteht. Im deutschen Sprachgebrauch werden sowohl die Vergiftungen in wirklich selbstmörderischer Absicht als auch die absichtlichen Selbstvergiftungen ohne den Willen zur Selbsttötung unter der Bezeichnung „Selbstmordversuch" (Suizidversuch) zusammengefaßt. Dies ist verwirrend und gibt die wahre Situation nicht richtig wieder. Im englischen Sprachraum wird zwischen „suicide" und „self-poisoning" unterschieden.

Vergiftungen sind nicht meldepflichtig, so daß die Gesamtzahl der Vergiftungen pro Jahr in Deutschland nicht exakt bekannt ist. Da jedoch die Zahl der Todesfälle pro Jahr registriert wird (1978 starben etwa 9000 Menschen an Vergiftungen) und die Sterblichkeit (Letalität) von Vergiftungen in großen Krankenhäusern bei 1% bis 2% liegt, kann abgeschätzt werden, daß sich in jenem Jahr in Deutschland mehrere 100000 stationär behandelte Vergiftungen ereignet haben.

1.3. Aufnahme und Verteilung des Giftstoffes

Ein Giftstoff kann lokal begrenzt, z. B. auf der Haut wirken, oder er kann in den Organismus aufgenommen werden und zu systemischen Wirkungen führen. Die Aufnahme kann über die Haut *(perkutan)*, über den Respirationstrakt *(per inhalationem)*, über den Gastrointestinaltrakt *(per os, rektal)* oder durch Injektion *(per injectionem)* parenteral erfolgen. Etwa 90% der Vergiftungen entstehen per os.

Bei der Resorption durchdringt der Giftstoff die Schleimhaut des Magen-Darm- bzw. Respirations-Traktes oder die äußere Haut, gelangt in das Blut und von dort aus in den interstitiellen und intrazellulären Raum. Die Konzentrationen, die sich nach abgeschlossener Verteilung in Blut und Gewebe einstellen, müssen keineswegs gleich groß sein. Es ist durchaus möglich, daß es zu einer Anreiche-

Tabelle 1.2. Symptomenkomplexe bei akuten Vergiftungen *(Vergiftungssyndrome)*

Hypnotika (Schlafmittel), Tranquillanzien (Beruhigungsmittel) + Alkohol
Bewußtseinseintrübung (Somnolenz/Sopor/Koma), Ateminsuffizienz, Kreislaufinsuffizienz, Hypothermie, Drucknekrosen und Blasen der äußeren Haut

Trizyklische Antidepressiva (gegen schwere Depressionen)
Mydriasis, trockene Schleimhäute, visuelle Halluzinationen, Hyperthermie, Hyperreflexie, tonisch-klonische Krämpfe, Bewußtseinseintrübung (Somnolenz/Sopor), Herzrhythmusstörungen (Vorhof-, Knotentachykardie, A-V-Blockierung, Schenkelblock, ventrikuläre Arrhythmien), Kreislaufinsuffizienz, Atemdepression

Antipsychotika (gegen hochgradige Erregungszustände)
Parkinsonismus, Dyskinesien (Torticollis, Grimassieren), Hypothermie, Hyperreflexie, Bewußtseinseintrübung, Kreislaufinsuffizienz, selten Atemdepression, Verlängerung der Q-T-Zeit sowie T-Abflachung im EKG

Weckamine (Aufputschmittel)
Ruhelosigkeit, Erregung, Tremor, Angst, Halluzinationen, Kopfschmerzen, vorübergehende Gesichtsrötung, hypertensive Krise – aber auch Hypotonie –, Tachykardie, Arrhythmie, Durchfall, Erbrechen, Schwitzen, Mydriasis, trockene Schleimhäute, – Präterminal: Krämpfe und Koma –

Opiate (Morphium und dessen Abkömmlinge)
Atemdepression, stecknadelkopfgroße Pupillen, Bewußtseinseintrübung bis zum Koma, Lungenödem (bei Heroinvergiftung)

Salicylate (Schmerzmittel Typ „Aspirin")
Unruhe, Ohrensausen, Hyperventilation, Hyperthermie, Schwitzen, Erbrechen, Exsikkose, Albuminurie

Alkylphosphate (Insektenbekämpfungsmittel Typ „E 605")
Stecknadelkopfgroße Pupillen (Miosis), Hypersalivation, bronchiale Hypersekretion (= „Lungenödem"), Ateminsuffizienz, Muskelfaszikulationen – später muskuläre Paralyse –, Erbrechen, Durchfall, Hypothermie, erst spät Bewußtseinseintrübung bis zum Koma

Halogen-Kohlenwasserstoffe (organische Lösungsmittel Typ „Tetrachlorkohlenstoff"), Pyrazolone (Schmerzmittel)
Bewußtseinseintrübung, mit Latenz Leber-(Nieren-)schädigung

Knollenblätterpilz, Paracetamol (Schmerzmitttel), Paraquat und Diquat (Unkrautbekämpfungsmittel)
Leber-(Nieren-)schädigung, Bewußtseinseintrübung erst im Zusammenhang mit Leber-(Nieren-)insuffizienz

Salicylate, Weckamine, Alkylphosphate, Halogen-Kohlenwasserstoffe, Paraquat, Diquat, Knollenblätterpilz, Blei, Arsen
Erbrechen und Durchfall

Methanol, Äthylenglykol, Alkylphosphate, INH, Salicylate, Laugen, Säuren, Paraquat, Diquat, Kohlenmonoxid, Blausäure(-derivate)
Metabolische Azidose ohne Schock

Fliegen- od. Pantherpilz, Tollkirsche, Atropin, Botulismus
Weite lichtstarre Pupillen, rote überwärmte Haut, Tachykardie, Mundtrockenheit, Heiserkeit, Unruhe, Krämpfe, Halluzinationen, Bewußtseinseintrübung, Atemlähmung

---

rung des Giftstoffes im Gewebe kommt und demgegenüber die Konzentrationen im Blut relativ niedrig sind. In selteneren Fällen kann auch die Giftstoffkonzentration im Blut höher als im Gewebe sein. Für das Ausmaß der Vergiftung entscheidend ist nur die Konzentration des Giftstoffes im Gewebe.

> **Merke:**
> Nur die Giftstoffkonzentration im Gewebe ist für das Ausmaß der Vergiftung verantwortlich. Blutspiegelbestimmungen des Giftstoffes sind ein Notbehelf, da die Konzentration im Gewebe nicht gemessen werden kann.

Tabelle 1.3. Wichtige Ursachen, die bei der Differentialdiagnose des Koma zu bedenken sind

---

1. *Primär zerebral*
Schädel-Hirn-Trauma
Zerebrale Mangeldurchblutung
Intrakranielle Drucksteigerung
Epilepsie
Zerebrale oder meningeale Entzündung

2. *Primär kardio-vaskulär*
Schwerer manifester Schock bzw. funktioneller Herzstillstand
Zustand nach funktionellem Herzstillstand

3. *Primär pulmonal*
Hypoxie
Hyperkapnie

4. *Metabolisch*
Elektrolyt-Hormon-Entgleisung
Hypo-, Hyperglykämie
Leberinsuffizienz
Niereninsuffizienz

5. **Exogene Intoxikation**

Tabelle 1.4. Stadieneinteilung von Schlafmittel-Vergiftungen; die Klassifikation wurde im Poisoning Treatment Centre, Royal Infirmary EDINBURGH, erarbeitet

Stadium	Zustand des Patienten
0	bewußtseinsklar
I	schläfrig, ansprechbar
II	bewußtlos, Reaktion auf geringe Schmerzreize
III	bewußtlos, Reaktion auf starke Schmerzreize
IV	bewußtlos, keine Reaktion auf Schmerzreize

In vielen Fällen ist das Verhältnis der Verteilung des Giftstoffes zwischen Blut und Gewebe bekannt, so daß mit dem Blutspiegel die Konzentration im Gewebe abgeschätzt werden kann.

1.4. Symptomatik

Nur in seltenen Fällen manifestiert sich eine Vergiftung in einer charakteristischen Symptomatik; das heißt, zur Differentialdiagnose gegenüber anderen Krankheitszuständen ist die Symptomatik zumeist nur wenig hilfreich. Dies erklärt sich dadurch, daß einerseits die Symptomatik ein und derselben Vergiftung in Abhängigkeit vom Schweregrad sehr unterschiedlich sein kann und daß andererseits viele Symptome nicht spezifisch sind, sondern bei mehreren Vergiftungsarten oder anderen Krankheiten auftreten können. Darüber hinaus ist es selten, daß nur eine Substanz zur Vergiftung geführt hat; meist wurden mehrere Substanzen gleichzeitig eingenommen.

> **Merke:**
> Die Symptome einer Vergiftung sind selten so charakteristisch, daß ohne anamnestische Angaben oder chemische Analyse die Diagnose „Vergiftung" mit Sicherheit gestellt bzw. die Vergiftungsart festgestellt werden könnte.

In einigen Fällen gibt es allerdings charakteristische Symptomenkomplexe (Syndrome), die zumindest Hinweise auf die Vergiftungsart geben können. In Tabelle 1.2. sind derartige Vergiftungssyndrome beschrieben. Es ist enttäuschend, wenn man feststellt, wie selten ein solches Syndrom tatsächlich auftritt und zur positiven Diagnose einer Vergiftung führt; nur in etwa 3% bis 5% der Fälle wird man damit rechnen können.

Eines der häufigsten Symptome ist die Bewußtseinseintrübung von der Somnolenz bis zum Koma. Die dann zu stellende Differentialdiagnose ist ein häufiges und schwieriges Problem einer internistischen Notaufnahmestation. Die wichtigsten in Frage kommenden Ursachen sind in Tabelle 1.3. wiedergegeben.

Bei den Vergiftungen durch Schlafmittel und Tranquillanzien entspricht das Ausmaß der Bewußtseinseintrübung dem Schweregrad der Vergiftung, so daß eine Stadieneinteilung vorgenommen werden kann. Am besten eignet sich die EDINBURGH-Klassifikation (Tabelle 1.4.). Die Stadieneinteilung nach REED (Tabelle 1.5.) gilt *nur* für die Barbiturat (und Tranquillanzien)-Vergiftung; bei anderen Schlafmittelvergiftungen schwächen sich die Muskeleigenreflexe *nicht* kontinuierlich mit zunehmender Komatiefe ab und führen zur „Areflexie" (vgl. Kap. 3.1.1).

1.5. Diagnostik

Die Diagnose einer akuten Vergiftung läßt sich nur in etwa 3% bis 5% der Fälle mit genügender Sicherheit durch die Symptomatik stellen. In der Regel sind die Symptome vieldeutig. Die anamnestischen Angaben, die dem Arzt zur Verfügung stehen, stammen meist von Angehörigen und der Krankenwagenbesatzung. Die Informanden wiederum beziehen ihr Wissen aus den Umständen, wie der Patient aufgefunden wurde. Häufig besteht die Information aus rasch gegriffenen Tablettenbehältern und anderen Gefäßen, in denen der Giftstoff vermutet wird. Daraus kann durchaus die in vielen Fällen richtige Verdachtsdiagnose „Vergiftung" resultieren. Die Artdiagnose hingegen, d. h. die exakte Feststellung des Giftstoffes oder des Giftstoffgemisches, gelingt auf diese Art in mehr als der Hälfte der Fälle nicht. Die Fehlerquote bei der Artdiagnose, die aus Symptomen und anamnestischen Angaben allein gestellt wird, beträgt 30% bis 60%. Diese Situation ist immer dann problematisch, wenn es bei schweren Vergiftungen darum geht, spezifische und nicht risikolose Behandlungsmaßnahmen (z. B. extrakorporale Gifteliminiation oder spezielle Gegenmittel, vgl. 2.2.4.) einzusetzen. Aber auch die Verdachtsdiagnose „Vergiftung" ist dann sehr schwer zu stellen, wenn keine anamnestischen Angaben vorliegen, die auf eine Vergiftung hinweisen, keine Tablettenbehälter u. ä. vorliegen und der Patient bewußtlos ist. Wollte man alle anderen Krankheitsursachen (vgl. Tabelle 1.3.) ausschließen, so wäre dies mit einem sehr großen Aufwand verbunden. Es ginge viel Zeit verloren, in der bereits wichtige therapeutische Maßnahmen durchgeführt werden könnten.

Wenn möglich sollte daher die Artdiagnose einer Vergiftung durch Identifikation des Giftstoffes gestellt werden. Dies wiederum bedeutet, daß Körperflüssigkeiten des Patienten, in denen der Giftstoff vermutet wird, untersucht werden müssen. Auch der Inhalt von

Tabelle 1.5. Stadieneinteilung von Barbituraturvergiftungen nach C. E. REED u. Mitarb.

Stadium		Klinischer Befund			
		Bewußtlosigkeit	keine Schmerzreaktion	Areflexie	Atem- und Kreislaufinsuff.
	0				
	I				
	II				
	III				
	IV				

evtl. bei der Vergiftung gebrauchten Trinkgefäßen sollte analysiert werden. Für diese Analyse kommen einfache Testmethoden zur Anwendung, die am Krankenbett durchgeführt werden können, und spezielle Nachweismethoden, die an die Einrichtung eines toxikologischen Labors gebunden sind. Der erste Schritt für diese Untersuchungen ist die Sicherstellung (Asservierung) des Untersuchungsmaterials.

> **Merke:**
> Es sollte nach Möglichkeit angestrebt werden, die Artdiagnose der Vergiftung durch Identifikation des Giftstoffes zu stellen. Die anamnestischen Angaben und mitgebrachte Tablettenbehälter u. ä. allein sind häufig irreführend.

1.5.1. Asservierung des Untersuchungsmaterials

So frühzeitig wie möglich müssen Proben vom Patienten genommen werden, um in ihnen den Giftstoff nachzuweisen und damit die Art der Vergiftung zu diagnostizieren.

> **Merke:**
> Die Asservierung des Untersuchungsmaterials ist eine grundlegende Voraussetzung für die exakte Artdiagnose der Vergiftung.

Von Angehörigen oder der Krankenwagenbesatzung mitgebrachte Behälter, in denen der Giftstoff vermutet wird, können sehr hilfreich sein; beweisend für eine Vergiftung sind sie allerdings nicht!

> **Merke:**
> Nur der Nachweis des Giftstoffes in den Körperflüssigkeiten des Patienten ist für die Ursache der Vergiftung beweisend.

1.5.1.1. Allgemeine Voraussetzungen und Durchführung

Bei hochtoxischen Stoffen ist so zu verfahren, als müßte auf „Keimarmut" geachtet werden. Dies ist nicht erforderlich, um die Verschleppung von Krankheitskeimen zu verhindern, sondern einerseits, um die Verschleppung des Giftstoffes von einer Probe in die andere zu vermeiden, und andererseits, um sich selbst vor einer Vergiftung zu schützen.

> **Merke:**
> Die Asservierung muß, wenn es sich um hochtoxische Stoffe handelt, unter besonderen Vorsichtsmaßnahmen erfolgen, um den Giftstoff nicht zu verschleppen und sich selbst vor einer Vergiftung zu bewahren.

Die Asservierung hat *nicht* Vorrang vor den therapeutischen Maßnahmen der Erstversorgung, sondern wird so früh wie es die Umstände erlauben neben oder nach der Erstversorgung des Patienten durchgeführt.

Schutzkleidung (nur erforderlich bei Nicht-Arzneimittel-Chemikalien wie z. B. ätzenden Stoffen, hochtoxischen halogenierten Kohlenwasserstoffen oder Schädlings- und Unkrautbekämpfungsmitteln). Gummihandschuhe, bodenlanger, vorn geschlossener Kittel, evtl. Schutzbrille. Nach Kontakt mit dem reinen Giftstoff bzw. Gegenständen, die durch den reinen Giftstoff verunreinigt sind (z. B. Giftbehälter, durchtränkte Kleidung des Patienten), müssen die Handschuhe gewechselt werden!

> **Merke:**
> Größte Gefahr des Verschleppens von Giftstoffen und der Selbstvergiftung besteht bei dem Asservieren von Gefäßen, die den reinen Giftstoff enthalten.

Asservierungsbehälter. Je nach Art des Giftes sind unterschiedliche Behälter erforderlich.
1. Feste Plastiktüten: Sie dienen zur Aufnahme der mitgebrachten Gefäße, in denen der

Giftstoff vermutet wird. Diese Gefäße dürfen auf der Krankenstation nicht geöffnet werden. Die Gefährdung des Personals durch z. B. ätzende, verdampfende oder zerstäubende Giftstoffe ist zu groß. Die Gefäße müssen umgehend in einen Beutel aus festem Plastikmaterial gestellt und der Beutel mit einem Klebestreifen verschlossen werden. Es ist besonders auf äußere Verunreinigungen des Gefäßes zu achten, denn z. B. organische Lösungsmittel oder ätzende Substanzen können den Beutel auflösen. In diesen Fällen ist ein Glas- oder Metallgefäß zu verwenden.

2. Plastikflaschen und Plastikröhrchen: Die Plastikflaschen müssen mit einem Schraubverschluß verschließbar sein; sie müssen ein Volumen von 20–50 ml aufnehmen können und die Plastikröhrchen ein Volumen von mindestens 10 ml. Die Plastikflaschen sollen einen möglichst weiten Hals haben und dienen zur Asservierung von Mageninhalt, Urin, Stuhl und festen Stoffen. Die Plastikröhrchen dienen zur Zentrifugation und Asservierung von Blut. Die Behälter dürfen zum Einfrieren nicht mehr als bis zu zwei Drittel gefüllt werden! Es ist möglich, daß sich das Untersuchungsmaterial bei der Lagerung (s. u.) ausdehnt, dadurch die Behälter zerstört und aus den Behältern austritt.

Tabelle 1.6. Angaben über den Patienten, die Vergiftung sowie die Herkunft und Art der Probe, mit denen das Untersuchungsgut zu versehen ist

---

Beschriftung der Asservatbehälter
Name des Patienten
Vorname (abgekürzt), Geburtsdatum
Datum und Uhrzeit der Probeentnahme
Art des Asservatmaterials
Gesamtmenge (bei Magenspülflüssigkeit oder Urin), aus der die Probe genommen wurde
Ort (Angabe der Station bzw. Klinik)
Beschriftung des Begleitzettels
Personalien des Patienten
Zahl und Art der Asservate
Zeitpunkt der Giftaufnahme
Art und Menge des vermutlich eingenommenen Giftes
Symptome des Patienten
Iatrogen verabfolgte Substanzen
Untersuchung, die gewünscht wird

---

3. Douglas-Beutel: Zur Aufnahme von Gasen, insbesondere der Ausatemluft des Patienten.

Weitere Gegenstände. Ablage- und Transporttablett: Es ist mit gut saugendem Papier zu bedecken. Auf diesem Tablett werden die gefüllten Asservatbehälter und die benutzten Geräte (Pinzetten, Löffel usw.) abgestellt und transportiert.
Gummihandschuhe: Sie dienen dem Selbstschutz und verhindern das Verschleppen des Giftstoffes.

> **Merke:**
> Nach jedem möglichen Kontakt mit dem reinen Giftstoff müssen die Handschuhe gewechselt werden.

Pinzetten und Löffel: Mit ihnen wird festes Untersuchungsgut abgefüllt (z. B. feste Giftstoffe, Kot, Haare, nekrotisches Gewebe). Plastikeimer: Er ist vor der Benutzung innen mit einer Plastiktüte auszukleiden und nimmt mit dem Giftstoff verunreinigte Geräte auf (z. B. Handschuhe, Papier, Tupfer); die Art der Abfallbeseitigung ist mit dem Arzt zu besprechen.

Beschriftung. Einerseits ist jeder einzelne Probenbehälter zu beschriften, andererseits ist dem gesamten Untersuchungsgut ein Begleitzettel beizufügen. Die Beschriftung der Asservatbehälter sollte wie in Tabelle 1.6. erfolgen. Es eignen sich z. B. Leukosilk-Streifen, die mit Kugelschreiber beschriftet werden. Die Klebestreifen dürfen nicht mit einem Filzstift beschrieben werden, da die Schrift im Kühl-/Eisschrank verlaufen kann und dann unleserlich wird.
Den Asservaten ist ein Begleitzettel beizugeben, der wie in Tabelle 1.6. zu beschriften ist. Besonders wichtig ist es, anzugeben, welche Substanz dem Patienten iatrogen (vom Arzt) im Rahmen der therapeutischen Erstversorgung zugeführt wurde. Dies bedeutet auch, daß z. B. das Lokalanästhetikum zu nennen ist, mit dem der Magenschlauch eingeführt wurde, denn dieses Arzneimittel ist dann auch

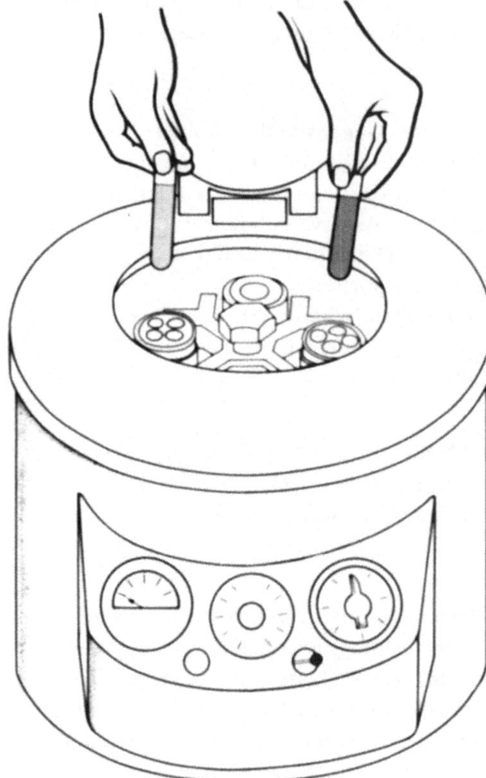

Abb. 1.2. Einsetzen eines Röhrchens mit Blut sowie eines Röhrchens mit Wasser (als Gegengewicht) in die Zentrifuge

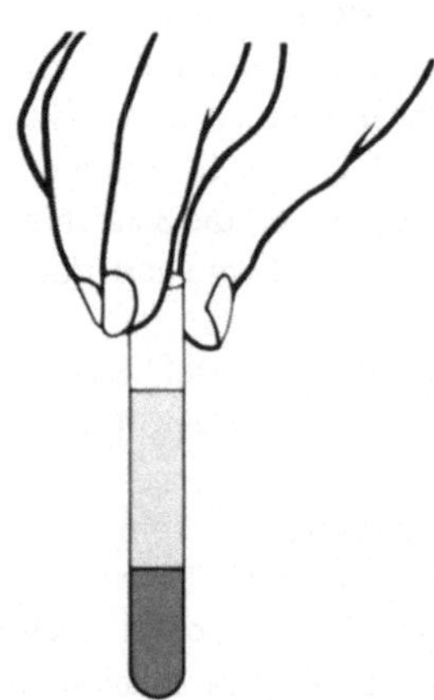

Abb. 1.3. Durch Zentrifugation in Serum (bzw. Plasma) und Erythrozyten getrennte Blutprobe

im Mageninhalt nachweisbar. Selbstverständlich gilt dies auch für alle Medikamente, die dem Patienten vor der Probeentnahme verabfolgt wurden.

Lagerung. Die asservierten Gefäße, in denen der reine Giftstoff vermutet wird, sollten im Kühlschrank gelagert werden. Da die Gefäße auf der Station nicht geöffnet werden dürfen, ist nicht auszuschließen, daß sie hochgradig gefüllt sind und bei Lagerung im Tiefkühlschrank durch Dehnung des Inhalts zerstört werden.

Alle anderen Proben sind im Tiefkühlschrank einzufrieren, um chemische Veränderungen bis zur toxikologischen Untersuchung zu verhindern.

Zentrifugieren und „abseren" der Blutproben. Das Blut sollte mit einem Tropfen Heparin abgenommen werden, dadurch trennen sich die Erythrozyten beim Zentrifugieren sehr viel besser ab; der Überstand müßte dann korrekt als „Plasma" und nicht als „Serum" bezeichnet werden. Die Blutproben sind vor dem Einfrieren 5 min bei 4000 Umdrehungen/min zu zentrifugieren; das Serum bzw. Plasma ist von den Erythrozyten abzugießen („abseren") und in einem zweiten Plastikröhrchen einzufrieren.

Diese Trennung ist deshalb erforderlich, weil die Erythrozyten beim Einfrieren platzen (hämolysieren) und das austretende Hämoglobin die Durchführung einiger Analysen (z. B. mit dem Fotometer) unmöglich macht.

Benötigte Materialien zur Durchführung der Trennung von Erythrozyten und Serum: (Tisch-)Zentrifuge, 5 ml Mess-Pipetten, Giftball, 10 ml-Plastikröhrchen.

Durchführung: Einsetzen des mit 8–10 ml Blut gefüllten Plastikröhrchens in den Rotor der Zentrifuge. Einsetzen eines mit gleicher Menge Wasser gefüllten Plastikröhrchens in den Rotator exakt dem Blutröhrchen gegenüber zur gleichmäßigen Gewichtsverteilung (Abb. 1.2.). Einstellen der Zentrifugendauer (5 min) und der Drehgeschwindigkeit (4000 Umdrehungen/min) an der Zentrifuge. Anschließend wird das zentrifugierte Blut entnommen (Abb. 1.3.). Das Serum wird mit dem Giftball abgesaugt. Dazu wird der Giftball zuvor entlüftet, d. h. das Ventil R zusammengedrückt und gleichzeitig die Luft aus dem Ball herausgepreßt (Abb. 1.4.).

Der Giftball wird auf die Pipette aufgesetzt, die Pipette bis in das untere Drittel des Serums eingetaucht und durch vorsichtiges Zusammendrücken des Ventils A das Serum in die Pipette gesaugt (Abb. 1.5.).

Es dürfen keine Erythrozyten mit angesaugt werden, eher soll ein deutlicher Rest Serum bei den Erythrozyten verbleiben. Durch Zusammendrücken des Ventils M wird das Serum in ein leeres Plastikröhrchen abgelassen (Abb. 1.5.).

Die Plastikröhrchen mit Erythrozyten und Serum, bzw. Plasma werden anschließend eingefroren.

1.5.1.2. Spezielle Durchführung bei Vergiftungen per os, per inhalationem, perkutan, per injectionem

Vergiftungen per os (d. h. durch Resorption des Giftstoffes aus dem Gastrointestinaltrakt) kommen am häufigsten vor. In diesen Fällen sind Mageninhalt, Blut und Urin (u. evtl. Kot) zu asservieren.

Mageninhalt: Benötigte Geräte und Durchführung wie bei Magenspülung (s. 2.1.2.). Nach Einführung des Magenschlauches und Prüfung der korrekten Lage wird versucht, mit einer „Magenspritze" etwa 20 ml Mageninhalt abzusaugen. 10 ml werden für den Schnelltest verwendet (s. u.), die restlichen 10 ml werden in den Asservatbehälter gefüllt und eingefroren. Gelingt es auf diese Weise nicht, Mageninhalt zu gewinnen, so ist der Rest der ersten Spülflüssigkeit zu asservieren: Am Ende (!) einer der ersten Spülvorgänge wird der Magenschlauch abgeklemmt, an seinem peripheren Verbindungsstück zum Trichter gelöst, die „Magenspritze" aufgesetzt und 20 ml in die Spritze gesaugt und 10 ml davon in den Asservatbehälter langsam eingespritzt. In diesem Rest der Magenspülflüssigkeit sind zumeist die Inhaltstoffe des Magens zu sehen (Nahrungsbestandteile, Tablettenreste, Fett- oder Farbtröpfchen), die sich als Trübung oder Verfärbung der Probe bemerkbar machen. In diesen Fällen ist man

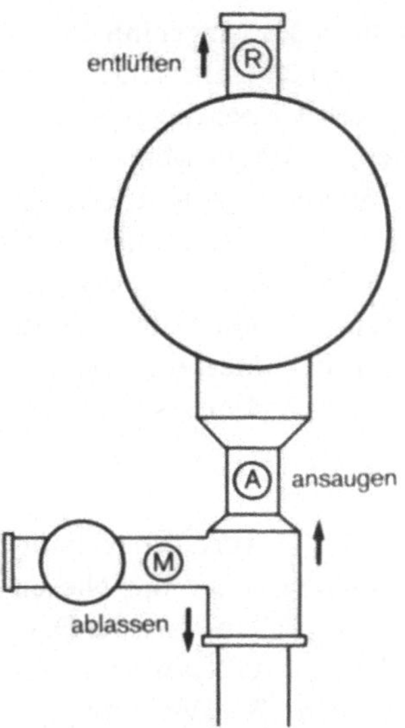

Abb. 1.4. Giftball zum Pipettieren von kontaminierten (vergifteten) Proben

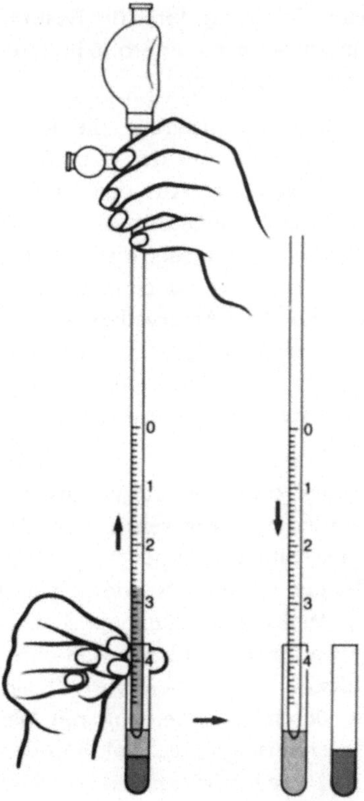

Abb. 1.5. „Abpipettieren" (Absaugen und Umfüllen) von Serum (bzw. Plasma) einer zentrifugierten Blutprobe

sicher, wirklich Anteile des Mageninhalts zu asservieren. Wenn dagegen (sehr selten) der Rest der Spülflüssigkeit wasserklar bleibt, so ist damit zu rechnen, daß kein Mageninhalt sondern die reine Spülflüssigkeit abgesaugt wurde. Wenn sich diese Situation auch nach mehrmaligen Versuchen nicht ändert, so ist dies ausdrücklich auf den Asservatbehältern zu vermerken. Einer Fehlinterpretation des späteren Untersuchungsergebnisses wird dadurch vorgebeugt.

Blut: (s. o.).

Urin: Einige Giftstoffe werden vollständig oder teilweise unverändert über die Nieren ausgeschieden. In diesen Fällen kann die Diagnose durch den direkten Giftstoffnachweis im Urin gestellt werden. Bei Vergiftungen z. B. durch die Unkrautbekämpfungsmittel Paraquat oder Diquat wird ein Großteil der Giftstoffe unverändert innerhalb der ersten Tage über den Urin ausgeschieden, so daß die Menge des resorbierten Giftstoffes und damit das Ausmaß der Vergiftung durch die Bestimmung der Konzentration dieser Stoffe im Urin gut abgeschätzt werden kann.

Daher ist nach Katheterisierung die Blase vollständig zu entleeren und der Urin in einem Beutel zu sammeln. Aus dem Beutel werden 10 ml für die Schnelltests abgegossen (s. u.), weitere 10–50 ml werden direkt in den Asservatbehälter abgelassen und eingefroren. Es ist wichtig, auf dem Asservatbehälter zu vermerken, aus wieviel ml Gesamturinmenge die Probe stammt. In Kenntnis der Gesamtmenge kann die renal eliminierte Giftmenge berechnet werden.

Die Asservierung von *Kot* ist nur in Ausnahmefällen erforderlich. Abgesehen von der extrem seltenen Situation einer Vergiftung durch ein Klistier ist die Asservierung und Untersuchung des Kots nur dann von Bedeutung, wenn erwartet werden kann, daß unresorbierter Giftstoff den Magen-Darm-Trakt passiert oder durch Ausscheidung mit der Galle bzw. Sezernierung in das Colon in den Kot gelangt ist. Feste Kotbestandteile sind mit einem Plastiklöffel in einen Asservatbehälter zu füllen, flüssige nach Einlegen eines Darmrohrs in den Asservatbehälter zu leiten.

Vergiftungen per inhalationem. Die inhalierten Giftstoffe werden häufig auch über die Lungen wieder abgeatmet. Es ist daher sinnvoll, in diesen Fällen die Ausatmungsluft mit speziellen Suchtests (Dräger-Röhrchen, s. u.) zu untersuchen bzw. die Luft für spätere Laboruntersuchungen in einem Beutel zu asservieren. Wird der Patient maschinell beatmet, so ist der Luft-Asservat-Beutel z. B. ein Ambu-Beutel, wie er im Rahmen der Lungenfunktionsdiagnostik verwendet wird, direkt hinter das Ausatemventil des Gerätes anzuschließen. Bei spontan atmenden Patienten wird dieser aufgefordert, die Ausatemluft in den Ambu-Beutel zu blasen, oder es wird ein Mundstück mit Ein- und Auslaßventil verwendet, das selbsttätig die Regulation des Luftstroms übernimmt.

Die Asservierung des *Blutes* erfolgt wie oben beschrieben. Da es sich bei dieser Vergiftungsart um flüchtige Substanzen handelt, die auch aus dem Blut bei der Zentrifugation verdampfen können, sollten bei Vergiftungen per inhalationem zusätzlich 10 ml Vollblut abgenommen und in ein weiteres Plastikröhrchen gefüllt werden, das mit einem luftdichten Schraubverschluß abgedichtet im Kühlschrank aufbewahrt wird; noch besser ist es, die Blutprobe in einer Kühlzentrifuge bei tiefen Temperaturen (um 0° Celsius) zu zentrifugieren und Serum sowie Erythrozyten getrennt luftdicht verschraubt einzufrieren.

Vergiftungen durch perkutane Resorption treten in etwa 3% bis 4% der Fälle auf. Die betroffene Hautpartie soll aus therapeutischen Gründen mit viel klarem Wasser abgespült werden. Von diesem ersten Waschwasser sind 10–50 ml sicherzustellen, da es unter Umständen möglich ist, in dieser Probe den Giftstoffnachweis zu führen. Zur Identifikation des resorbierten Giftstoffes sind Blut- und Urinproben erforderlich.

Vergiftungen per injectionem sind die seltensten (1% bis 2%). Da an der Injektionsstelle intra vitam kein Giftstoffnachweis geführt werden kann, sind Blut- und Urinproben zu asservieren.

1.5.2. Giftnachweis am Krankenbett (Schnell- oder Suchtests)

Zur exakten Diagnosestellung sollte immer versucht werden, den Giftstoff im Mageninhalt, der Ausatmungsluft, im Urin oder Blut nachzuweisen. Dazu können einerseits Schnell- oder Suchtests und andererseits exakte toxikologische Laboranalysen durchgeführt werden.

Die Schnell- oder Suchtests (Screening-Tests) ermöglichen in einigen Fällen in kurzer Zeit einen Giftnachweis am Krankenbett. Mit diesen Tests werden Giftstoffgruppen nachgewiesen. Es ist zu bedenken, daß diese Tests grob sind und bei positiver Reaktion nur die Aussage zulassen, daß eine Substanz aus der geprüften Gruppe nachweisbar ist. Aber nicht alle Stoffe einer Gruppe geben eine derart positive Reaktion, und auch falsch-positive Ergebnisse können vorkommen. Die Giftstoffkonzentration in einer Probe muß in der Regel hoch sein, damit die Reaktion positiv ausfällt. Diese Screening-Tests sind gute Orientierungshilfen und so einfach durchzuführen, daß auf sie nicht verzichtet werden sollte. Fachschwester oder Fachpfleger können die Durchführung in kurzer Zeit erlernen; dies ist besonders dann erforderlich, wenn ein entsprechendes toxikologisches Labor nicht zur Verfügung steht. Einen Überblick über diese Screening-Tests gibt Tabelle 1.7.

Benötigte Materialien (die benötigten Reagenzien werden in der Darstellung der „speziellen Methodik" genannt):

– Reagenzglasständer,
– Glas-Reagenzgläser,
– Glas-Filter passend für die Reagenzgläser,
– Filterpapier,
– graduierte 5 ml Meßpipette,
– 0,5 ml Eppendorf-Pipette,
– zur Pipette passende „Hütchen",
– Giftball,
– pH-Test-Papier von pH 1 bis 14.

Spezielle Methodik

Bromcarbamide (Adalin, Staurodorm, Bromural, Rebuso). Es handelt sich um die bis 1978 am häufigsten zur Selbstvergiftung oder zum Suizidversuch verwendeten Schlafmittel;

dann wurden diese Medikamente rezeptpflichtig und die Zahl der durch sie hervorgerufenen akuten Vergiftungen ist stark zurückgegangen. In einigen Präparaten wurde das Bromcarbamid durch ein anderes Schlafmittel (Diäthylpentenamid) oder ein Antihistaminikum (Diphenhydramin) ersetzt und trotzdem der alte Präparatname beibehalten oder nur

Tabelle 1.7. Schnell- oder Suchtests (Screening-Tests), die bei akuten Vergiftungen durch Arzneimittel, Pflanzenschutzmittel und Gase/Dämpfe chemisch (oder röntgenologisch) durchgeführt werden können

Vermuteter Giftstoff	Test	Reaktion
Hypnotika		
Bromcarbamide: (Adalin, Stauradorm, Bromural, Rebuso)	Rö.-Abdomen	„Kontrastmittel"
Barbiturate: (Luminal, Speda, Nervo-opt, Medomin)	Chloroform Extrakt + Kobaltacetat + Lithiumhydroxid	blau/violett
Antipsychotika (Atosil, Megaphen, Decentan, Protactyl)	FPN Reagens	rosa/orange
Antidepressiva (Tofranil, Pertofran, Anafranil)	FORREST Reagens	grün
Analgetika (Aspirin, Gelonida, Dolviran, Ben-u-ron, Treupel N)	Phenistix	violett/braun
Insektizide (E 605 forte, Folidol-Öl, Metasystox R, Roxion, Unden)	Merckognost	violett/rot
Herbizide Paraquat, Diquat (Gramoxone, Reglone)	Alkalisieren + Natriumdithionit	blau/grün
Gase und Dämpfe Nitrosegase Kohlenmonoxid Dichloräthan Blausäure etc.	Dräger-Teströhrchen	verschiedene Farbreaktionen

geringfügig geändert. Der Brom-Anteil in diesen Schlafmitteln ist dafür verantwortlich, daß bromcarbamidhaltige Tabletten röntgenkontrastgebend sind.

Durchführung: Diese Vergiftung kann somit durch einen sehr einfachen Screening-Test diagnostiziert werden, nämlich durch eine *röntgenologische Abdomenübersicht* bei dem vergifteten Patienten. Eine derartige Röntgenabdomenübersicht kann mit einem fahrbaren Röntgengerät auf der Station angefertigt werden. Kontrastreichere Röntgenbilder erhält man dann, wenn die Röntgenaufnahme auf dem sog. Buggy-Tisch (sonst zum i. v.-Urogramm verwendet) angefertigt wird. Im positiven Fall läßt sich die röntgenkontrastgebende Substanz – wie „Kontrastmittelreste" – nachweisen. Als Nachweisgrenze gelten die Reste von etwa 20 Tabletten, die zum Zeitpunkt der Aufnahme noch im Magen vorhan-

den sein müssen. In Abb. 1.6. ist ein Beispiel einer solchen Röntgenaufnahme wiedergegeben.

Barbiturate (Luminal, Speda, Nervo opt, Medomin). Die Barbiturate machen etwa $\frac{1}{4}$ aller Vergiftungen durch Arzneimittel aus.

Durchführung (vgl. Abb. 1.7.–1.11.): 5 ml Mageninhalt werden – wenn nötig (z. B. viele Speisereste, starke Eigenfärbung) durch das Filterpapier mit dem Trichter – in das Reagenzglas gefüllt; anderenfalls können die 5 ml Mageninhalt direkt in das Reagenzglas gegeben werden. Diese 5 ml werden mit einigen Tropfen 10%iger Schwefelsäure (H_2SO_4) angesäuert (pH 4–5, Kontrolle mit pH-Papier wie in Abb. 1.7.). Anschließend werden 5 ml Chloroform mit der Meßpipette hinzugegeben (Abb. 1.8.) und das Barbiturat durch vorsichtiges Schütteln 2 min lang extrahiert

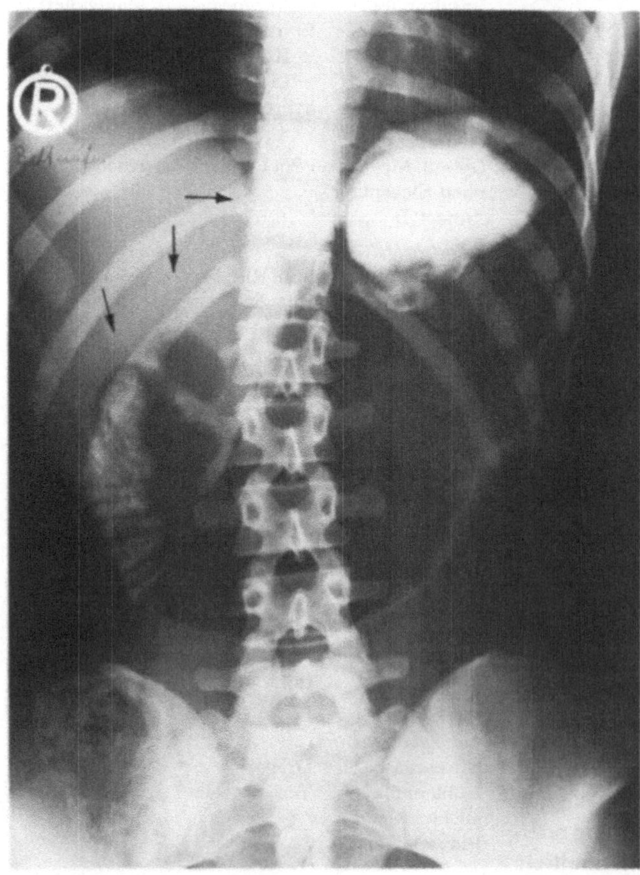

Abb. 1.6. Röntgenologische Abdomen-Übersicht mit bromcarbamidhaltigen Tablettenresten im Fundus des Magens sowie im Duodenum. Pfeile = Bromcarbamid-Konglomerat im Magen sowie geblähte atonische duodenale C-Schlinge mit Bromcarbamidresten

(Abb. 1.9.). Dann wird das Reagenzglas in den Ständer gestellt und einige Minuten gewartet, bis sich die Wasser- und Chloroformphasen wieder getrennt haben (Chloroformphase unten, Wasserphase oben!). Kommt keine ausreichende Trennung zustande, so ist die Probe 1 min bei 4000 Umdrehungen/min zu zentrifugieren. Dann werden 2 ml mit der Meßpipette (untere Phase!) abpipettiert (Abb. 1.9.) und in ein anderes Reagenzglas

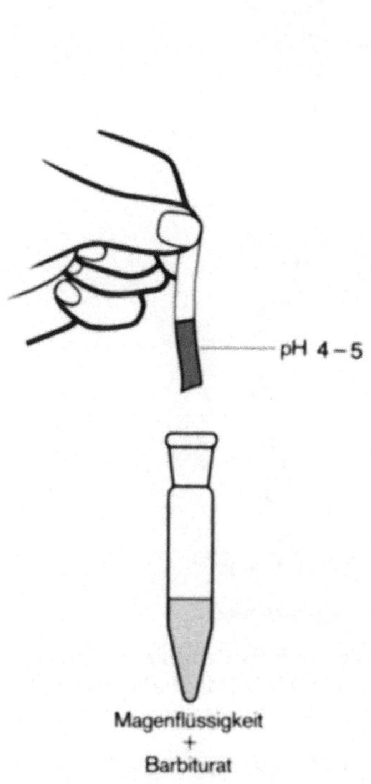

Abb. 1.7. Ansäuern des möglicherweise barbiturathaltigen Mageninhaltes und Prüfung mit dem pH-Papier

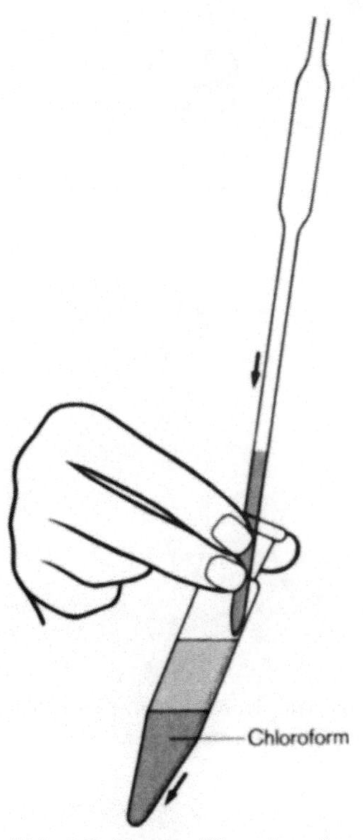

Abb. 1.8. Zugabe (Pipettieren) von Chloroform zur Magenflüssigkeit. Das Chloroform ist schwerer als der wäßrige Mageninhalt und bildet die untere Phase

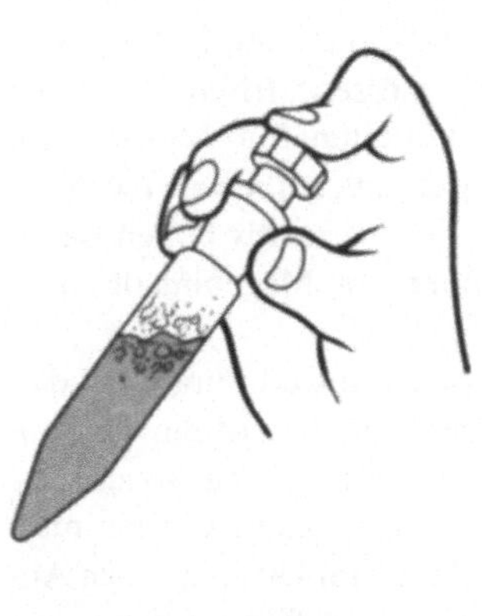

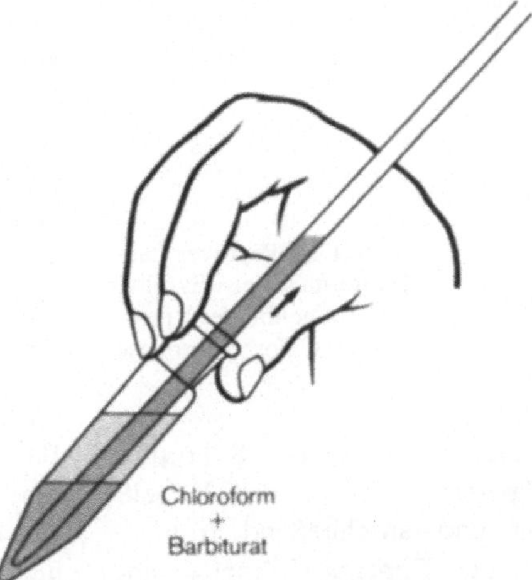

Abb. 1.9. Extrahieren, d. h. Schütteln der mit Chloroform durchsetzten Probe, und Abpipettieren der Chloroformphase

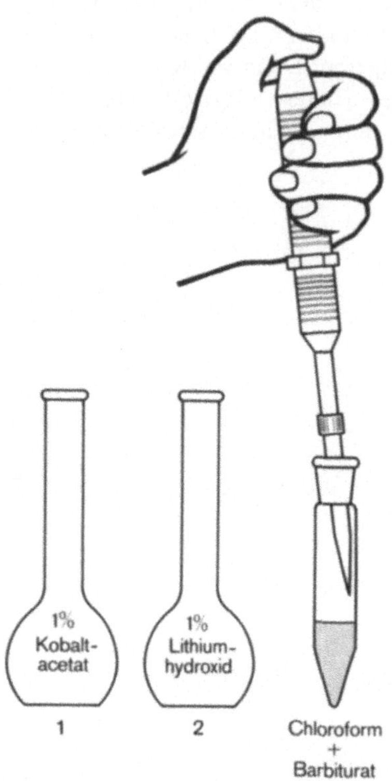

Abb. 1.10. Zugabe von Kobalt-Acetat und Lithiumhydroxid zur Chloroformphase mit der Eppendorf-Pipette

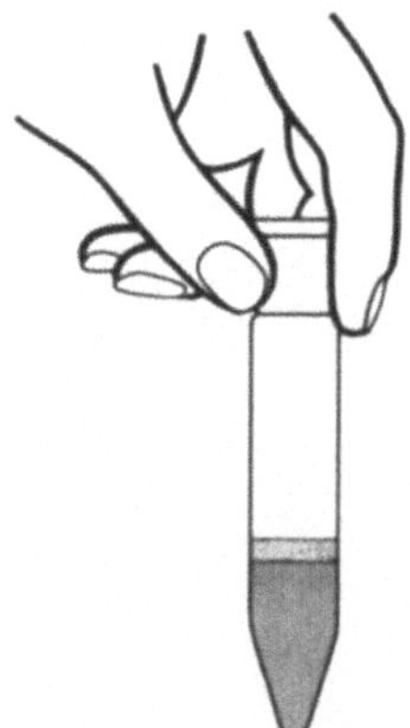

Abb. 1.11. Positiver Barbituratnachweis. Es bildet sich ein hellblauer Ring auf der Chloroformphase

gegeben. Zu diesen 2 ml werden 8 Tropfen (Eppendorf-Pipette) einer 1%igen Kobalt-Acetat-Lösung und anschließend tropfenweise (!) mit der Eppendorf-Pipette eine 1%ige Lithium-Hydroxid-Lösung gegeben (Abb. 1.10.). Dadurch bilden sich wieder zwei

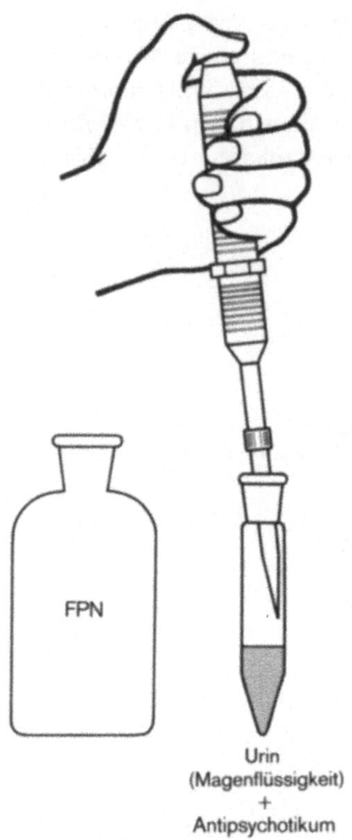

Abb. 1.12. Zugabe von FPN-Reagenz mit einer Eppendorf-Pipette zum Urin (Magenflüssigkeit) bei Verdacht auf Vergiftung per os durch ein Antipsychotikum

Schichten, an deren Grenze ein blauer Ring sichtbar wird, wenn Barbiturate im Magensaft vorhanden sind (Abb. 1.11.). Dieser Ring kann sich nach kurzer Zeit wieder auflösen. Die 1%ige Kobalt-Acetat- und Lithium-Hydroxid-Lösungen müssen frisch angesetzt sein, d. h. sie sollten einmal im Monat angesetzt und im Kühlschrank aufbewahrt werden. Der Nachweis ist nur bei relativ hohen Barbituratkonzentrationen im Mageninhalt möglich.

Auch im Urin lassen sich Barbiturate mit diesem Test nachweisen, jedoch ist die Barbituratkonzentration im Urin gering, so daß die Barbiturate zuvor angereichert werden müssen; man verwendet 50 ml Urin, die nach Ansäuerung (pH 4–5) in 2 × 50 ml Äther extrahiert werden; der Äther wird vollständig eingedampft und der Rückstand in 1 ml Chloroform aufgenommen (Weiterverarbeitung wie oben geschildert); das Eindampfen ist am Krankenbett nicht möglich, so daß dieser Nachweiß im Labor durchgeführt werden muß.

Antipsychotika (Phenothiazine: Atosil, Megaphen, Decentan, Protactyl). Für diese Psychopharmaka, die etwa 2% der akuten Vergiftungen verursachen, steht ein fertiges Reaktionsgemisch zur Verfügung.

Durchführung (vgl. Abb. 1.12.): In das Reagenzglas werden mit der Eppendorf-Pipette zweimal 0,5 ml Urin (oder Magenflüssigkeit) pipettiert und anschließend zweimal 0,5 ml des fertigen Reaktionsgemisches, nämlich das FPN-Reagenz, hinzugegeben. Das FPN-Reagenz ist eine Mischung aus 5 ml wäßriger Eisen(III)-Chloridlösung (5 g/100 ml) („*Fer-ric chloride*"), 45 ml Perchlorsäure (20 g/100 ml) („*Perchloric acid*") und 50 ml Salpetersäure (50 g/100 ml) („*Nitric acid*"). Bei positiver Reaktion kommt es zu einer Rosa/orange (bis violett)verfärbung der Probe. Phenothiazine im Urin können auch zu einer positiven Reaktion des Phenistix (siehe „Analgetika") führen.

Antidepressiva (Tofranil, Pertofran, Anafranil). Diese Medikamente gegen schwere psychiatrisch behandlungsbedürftige Depressionen sind in Deutschland nur in etwa 0,5% der Fälle für akute Arzneimittel-Vergiftungen verantwortlich.

Durchführung (vgl. Abb. 1.13.): Auch für diese Medikamentengruppe steht ein fertiges Reaktionsgemisch, nämlich das FORREST-Reagenz zur Verfügung. Es besteht aus 25 ml wäßriger Kaliumdichromat-Lösung (0,2 g/100 ml), 25 ml Schwefelsäure (30 g/100 ml), 25 ml Perchlorsäure (20 g/100 ml) und 25 ml Salpetersäure (50 g/100 ml). 2 × 0,5 ml FORREST-Reagenz werden zu 2 × 0,5 ml Urin (oder Magenflüssigkeit) pipettiert. Wenn die Vergiftung durch eines der oben angegebenen Antidepressiva hervorgerufen ist, so kommt es zu einer Grünverfärbung der Probe. Nur die Farbveränderungen, die innerhalb der ersten 10 bis 20 Sekunden auftreten, dürfen als positiver Befund gewertet werden.

Analgetika (Aspirin, Gelonida, Dolviran,

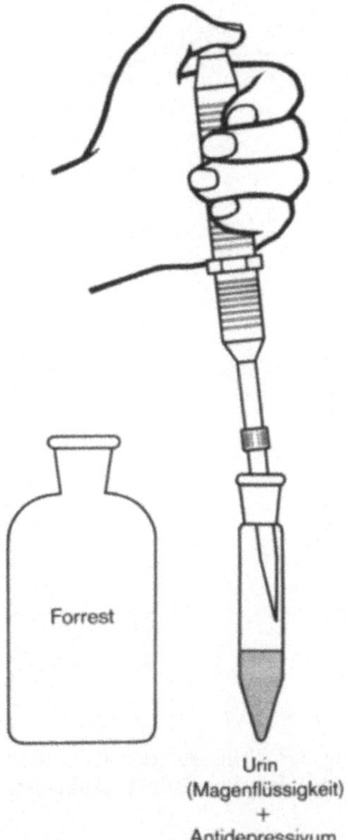

Abb. 1.13. Zugabe von FORREST-Reagenz mit der Eppendorf-Pipette zum Urin (Magenflüssigkeit) bei Verdacht auf Vergiftung per os mit einem tricyclischen Antidepressivum

Ben-u-ron, Treupel N). Es handelt sich um sog. milde Schmerzmittel (d. h. keine Betäubungsmittel wie Morphiumderivate), die außer zur Schmerzbekämpfung meist auch gegen Fieber und rheumatische Beschwerden wirksam sind. Zu akuten Vergiftungen führen sie beim Erwachsenen in etwa 6% der Fälle von Arzneimittel-Vergiftungen.

Durchführung (vgl. Abb. 1.14.): Es hat sich herausgestellt, daß ein Teststreifen („Stix"), der zum Nachweis von Phenylbrenztraubensäure im Urin bei einer seltenen Kinderkrankheit (Phenylketonurie = Fölling-Krankheit) entwickelt wurde, auch auf diese Schmerzmittel reagiert. Daher kann der Phenistix sehr gut beim Verdacht auf eine derartige Schmerzmittel-Vergiftung angewendet werden. Mit diesem Teststäbchen läßt sich nur der Urin untersuchen. Der Phenistix wird kurz in den Urin getaucht und die Reaktion

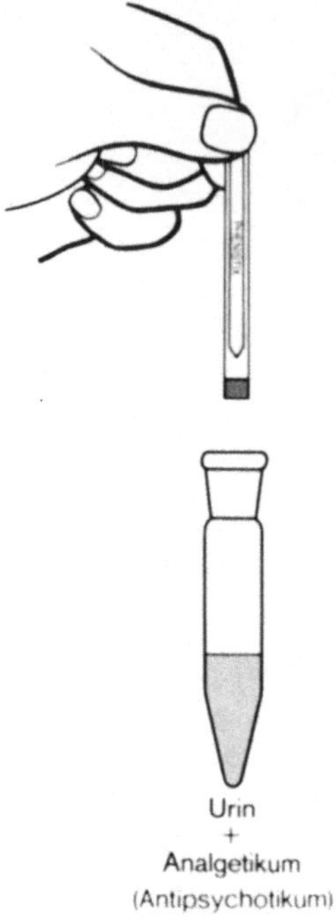

Abb. 1.14. Prüfung des Urins auf den Gehalt an milden Analgetika mit dem Phenistix-Teststäbchen

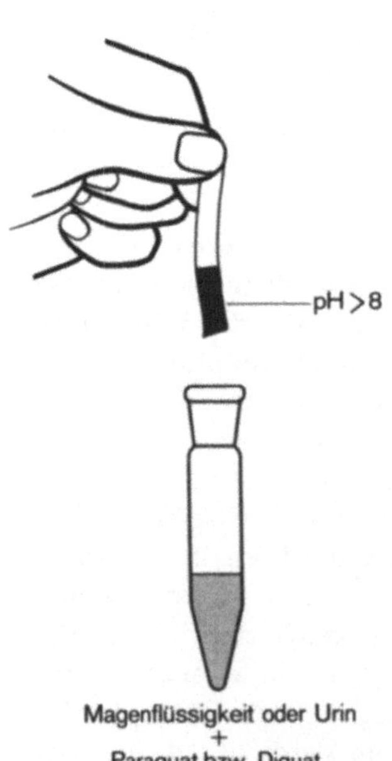

Abb. 1.15. Nach tropfenweiser Zugabe von 1N-NaOH zu Magenflüssigkeit oder Urin, Prüfung der Alkalität mit dem pH-Papier als Vorbereitung zum Paraquat- bzw. Diquat-Nachweis

nach 30 Sekunden abgelesen. Bei positiver Reaktion färbt sich das (anfänglich gelblich gefärbte) Ende des Teststreifens in Abhängigkeit von der Schmerzmittelkonzentration schwach- bis tief-violett. Nachteil dieser sehr einfachen Methode ist, daß der Streifen auch bei anderen körpereigenen Stoffen oder Arzneimitteln im Urin mit einer Farbveränderung reagieren kann. Die seltene Phenylbrenztraubensäure führt zur grau-grün-Verfärbung des Teststreifenendes; bei anderen seltenen Kinderkrankheiten (z. B. Ahornsirupkrankheit) treten auch grünliche Verfärbungen auf. Andere Medikamente wie Isonicotinsäurehydrazid (INH) oder p-Aminosalicylsäure (PAS), die zur Behandlung der Tuberkulose verwendet werden, oder Antipsychotika aus der Gruppe der Phenothiazine färben das Phenistix-Ende ebenfalls violett. Unter Berücksichtigung der Seltenheit der als Differentialdiagnosen in Betracht kommenden Ursachen ist dieser Teststreifen eine sehr einfache Möglichkeit zur Diagnose einer Schmerzmittel-Vergiftung.

Insektizide (Alkylphosphate: E 605 forte, Folidol-Öl, Metasystox R, Dimethoat, Roxion. Carbamate: Unden). Es handelt sich um Insektenbekämpfungsmittel (Insektizide), die zur Hemmung der Acetylcholinesterase im Gewebe (und in den Erythrozyten) und zur Hemmung der unspezifischen Cholinesterasen im Serum führen. Ein sehr einfacher und vor allem sehr spezifischer Screening-Test ist durch den Nachweis der Aktivitätshemmung der unspezifischen Cholinesterasen im Serum möglich.

Durchführung: Es wird ein Teststäbchen (Merckognost) verwendet, das in das Serum einzutauchen ist und dessen Reaktion mit einer Farbskala verglichen wird. Für die exakte Bestimmung der Cholinesterasehemmung im Serum (Merck-1-Test) ist ein Fotometer erforderlich. Dieser Test ist Bestandteil des klinisch-chemischen „Notlabors".

Herbizide (Typ Paraquat, Diquat: Gramoxone, Reglone). Es sind dies in großem Umfang in der Landwirtschaft verwendete Unkrautbekämpfungsmittel (Herbizide). Vergiftungen sind zwar selten, aber sehr gefährlich.

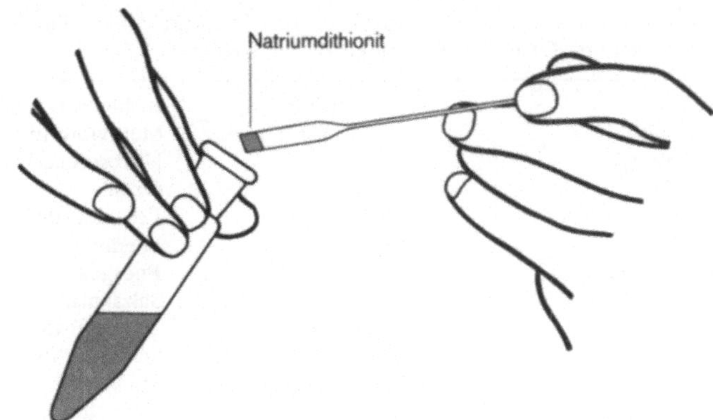

Ab. 1.16. Zugabe einer Messerspitze Natriumdithionit zur alkalisierten Magenflüssigkeit bzw. zum Urin bei Verdacht auf Paraquat- bzw. Diquat-Vergiftung; bei positiver Reaktion verfärbt sich die Probe blau/grün

Durchführung (vgl. Abb. 1.15., 1.16.): Der Schnelltest kann im Mageninhalt und im Urin durchgeführt werden. Die Ausscheidungsmenge im Urin ist ein gutes Maß für die insgesamt in den Körper resorbierte Giftmenge. 10 ml Mageninhalt oder Urin werden mit dem Giftball in je 1 Reagenzglas pipettiert. Diesen wäßrigen Lösungen werden etwa 5 Tropfen einer 0,1 N NaOH zugesetzt, so daß ein pH-Wert > 8 entsteht (Abb. 1.15.). Der pH-Wert muß mit dem pH-Testpapier kontrolliert werden, evtl. sind bei der Magenflüssigkeit noch mehr Tropfen hinzuzugeben. Wenn die Proben alkalisch reagieren, so ist eine Messerspitze Natriumdithionit (Merck-Artikel Nr. 6507) hinzuzufügen (Abb. 1.16.). Die eintauchenden Partikelchen müssen beobachtet werden und zeigen eine Blau-Grün-Verfärbung, von der nach kurzer Zeit die gesamte Probe gekennzeichnet ist, wenn Paraquat oder Diquat vorhanden sind. Dieser Nachweis ist sehr empfindlich. Die Nachweisgrenze liegt bei 1 µg/ml. Dieser Test ist sehr wichtig, weil er dazu verhilft, diese Vergiftung absolut sicher zu diagnostizieren und dadurch rasch lebenswichtige therapeutische Maßnahmen einzuleiten. Die exakte toxikologische Analyse im Labor hingegen dauert sehr viel länger und wird nur an wenigen Stellen in der BR-Deutschland durchgeführt.

Gase und Dämpfe. Die Begriffe „Gase" und „Dämpfe" sind nur graduell unterschiedlich. Unter Gasen verstehen wir Stoffe in luftförmigem Aggregatzustand bei Raumtemperatur. Dämpfe sind bei Raumtemperatur zu einem Teil luftförmig und zum anderen Teil flüssig.

Gase und Dämpfe können mit den Dräger-Teströhrchen nachgewiesen werden. Der Nachweis geschieht entweder in der Ausatemluft des Patienten oder in den Behältern, in denen der Giftstoff vermutet wird (oder am Ort der Giftinhalation). Auf der Station darf nur die Ausatemluft des Patienten auf giftige Gase oder Dämpfe untersucht werden. In Tabelle 1.8 sind die wichtigsten mit den Dräger-Röhrchen nachweisbaren Gase und Dämpfe in alphabetischer Reihenfolge zusammengestellt. Einige dieser Stoffe werden zu den Gasen im engeren Sinne (z. B. Kohlenmonoxid, Schwefeldioxid, Stickstoffdioxid) gerechnet und daher unter den speziellen Vergiftungen in Kap. 3.4. besprochen; andere Stoffe wiederum sind bei Raumtemperatur überwiegend flüssig (Aceton, Benzol, Tetrachlorkohlenstoff, Trichloräthylen) und werden im Kapitel der organischen Lösungsmittel (Kap. 3.2.1.) behandelt.

Das Prinzip dieser Teströhrchen ist das gleiche, wie es auch bei den Alkoholröhrchen zur Bestimmung der Alkoholkonzentration in der Ausatemluft von der Polizei eingesetzt wird: Die Ausatemluft des Patienten wird durch das Teströhrchen geblasen bzw. gesaugt und bei positiver Reaktion kommt es zu einer charakteristischen Verfärbung des Testgemisches im Röhrchen. In vielen Fällen ist der Grad der Verfärbung ein ungefähres Maß für die Konzentration des Stoffes in der Ausatemluft.

Tabelle 1.8. Auswahl der wichtigsten Dräger-Teströhrchen und ihre Typenbezeichnung, die zum Nachweis von Gasen und Dämpfen bevorratet werden sollten

Aceton	100/b	Kohlenwasserstoff	2
Acrylnitril	0,5/a	Methylbromid	3/a
[Alcotest]		Nitrose Gase	0,5/a
Alkohol	100/a	Ozon	0,05/a
Ammoniak	25/a	Perchloräthylen	5/a
Anilin	5/a	Phenol	5/a
Arsenwasserstoff	0,05/a	Phosgen	0,05/a
Atem-CO	5/c	Salzsäure	1/a
Benzol	0,5/a	Schwefelwasserstoff	1/c
Blausäure	2/a	Schwefeldioxid	0,1/a
Chlor	0,2/a	Stickstoffdioxid	0,5/c
Dichloräthan (= Trichloräthyl.)	10 a	Tetrachlorkohlenst.	5/c
Fluorwasserstoff	1,5/b	Toluol	5/a
Formaldehyd	0,002	Trichloräthan	50/c
Kohlendioxid	0,01/a	Trichloräthylen	2/a
Kohlenmonoxid	10/b		
Kohlenwasserstoff	0,1%/b		

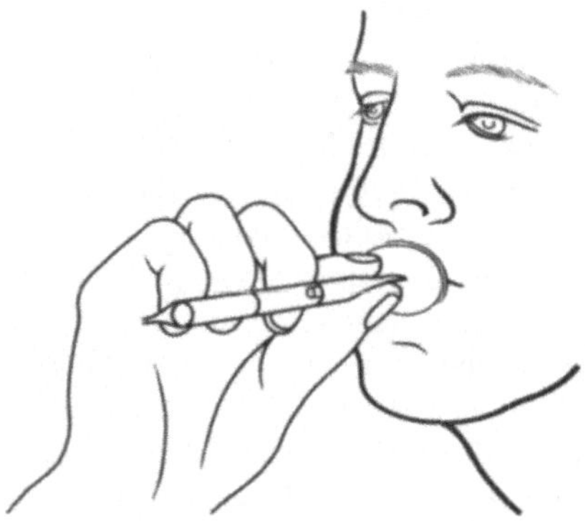

Abb. 1.17. Ein bewußtseinsklarer Patient bläst mit einem Mundstück durch das beidseits geöffnete Dräger-Teströhrchen bei Verdacht auf Gift in der Ausatemluft

Benötigte Materialien:
Jeweilige Dräger-Teströhrchen,
Dräger-Gasspürgerät zum Ansaugen der Ausatemluft,
Mundstücke,
Meßbeutel mit Anschlußstück,
Verbindungsschlauch,
Widerstandsröhrchen,
(für Alkohol-
und Kohlenmonoxidnachweis)
Ampullensägen,
Tablett mit weißem Tuch.
Durchführung (vgl. Abb. 1.17., 1.18.): In Abhängigkeit vom Vergiftungsbild bzw. der

Anamnese sind Teströhrchen auszuwählen, mit denen der Nachweis des vermuteten gas- oder dampfförmigen Giftstoffes geführt werden kann. Das Teströhrchen ist mit einer Ampullensäge an beiden Enden aufzuschneiden, die Spitzen sind abzubrechen. Dann muß die Ausatemluft des Patienten durch das Röhrchen geleitet werden. Dazu stehen mehrere Möglichkeiten, in Abhängigkeit vom Zustand des Patienten, zur Verfügung. Der bewußtseinsklare und kooperative Patient wird aufgefordert, mittels Mundstück (und Verbindungsschlauch) kräftig durch das Teströhrchen zu blasen (Abb. 1.17.); es kann auch der für den Alkohol- und Kohlenmonoxidtest vorgesehene Meßbeutel aufgeblasen und die Luft anschließend aus dem Beutel durch das Röhrchen gepreßt werden.

Beim bewußtlosen, nicht intubierten Patienten ist die Messung meist am ungenauesten, da die Ausatemluft mehr oder minder mit der Raumluft vermischt wird. Es ist ein Güdel-Tubus einzulegen, die Nase des Patienten zuzuhalten und mit dem Gasspürgerät in mehreren Ausatemzyklen die Luft aus der Öffnung des Güdel-Tubus durch das Teströhrchen zu saugen. Dieser Vorgang ist fünf- bis zehnmal (genaue Zahl siehe Beipackzettel zu den Prüfröhrchen) bei einem Teströhrchen zu wiederholen.

Es kann auch versucht werden, Mundstück und Verbindungsschlauch zu verwenden. In diesem Fall werden Teströhrchen, Verbindungsschlauch und Mundstück zusammengefügt, die Lippen des Patienten fest um das Mundstück gepreßt und die Nase zugehalten. Bei kräftiger Ausatmung bläst der Patient somit die Ausatemluft durch das Röhrchen.

Beim intubierten und spontan atmenden Patienten werden mit dem Gasspürgerät 5 Hübe im Ausatmungszyklus aus dem Tubus gesaugt (Abb. 1.18.). Beim apnoeischen und maschinell beatmeten Patienten muß die Luft aus dem Respirator durch das Röhrchen mit dem Gasspürgerät gesaugt werden, die am Ausatemventil austritt. Es ist darauf zu achten, daß keine absorbierenden Materialien in den Ausatemluftstrom geschaltet sind. Diese absorbierenden Materialien können u. U. den nachzuweisenden Giftstoff binden.

Fehler und Gefahren. Beim Ablesen der Teströhrchen können Zweifel auftreten, ob es sich um eine positive Reaktion handelt. Dann empfiehlt es sich ein gleiches Röhrchen zur Kontrolle zu verwenden, in dem nur Raumluft hindurchgesaugt wird. Die Farbveränderungen beider Röhrchen sind dann zu vergleichen. Die Farberkennung wird erleichtert durch ein weißes Tuch, das hinter die Röhrchen gehalten wird.

Über weitere Einzelheiten, insbesondere falsch positive Reaktionen informieren die jeweiligen Begleitzettel zu den Prüfröhrchen.

1.5.3. Giftnachweis im klinisch-toxikologischen Labor

Die Giftnachweise am Krankenbett sind grobe Orientierungshilfen zur Artdiagnose einer Vergiftung. Im klinisch-toxikologischen Labor erfolgen der exakte Giftnachweis (qualitative Analyse) und die Konzentrationsbestimmung des Giftstoffes (quantitative Analyse). Während die qualitative Analyse die Art-Diagnose der Vergiftung zu sichern vermag, kann die quantitative Analyse von großer Be-

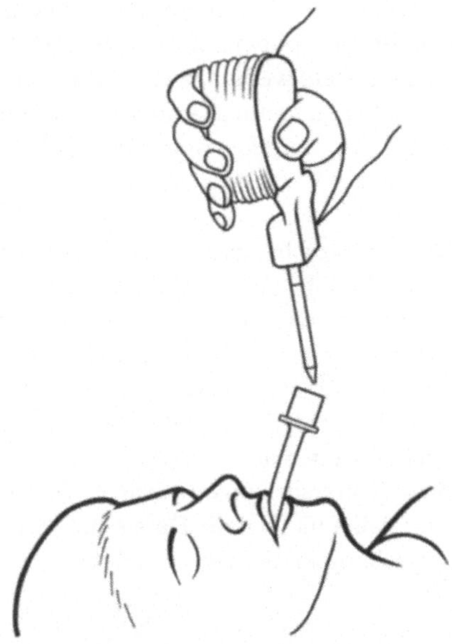

Abb. 1.18. Mit einem Dräger-Saugapparat (Gasspürgerät) wird die Ausatemluft eines bewußtlosen und intubierten Patienten durch das an beiden Seiten geöffnete Dräger-Teströhrchen bei Verdacht auf Gift in der Ausatemluft gesaugt

deutung für die Prognose und die therapeutischen Maßnahmen sein. Eine qualitative Analyse sollte in den Körperflüssigkeiten durchgeführt werden, in denen der unveränderte Giftstoff vermutet werden kann. In praxi trifft dies bei Vergiftungen per os auf den Mageninhalt zu und bei perkutanen Vergiftungen auf das Waschwasser von den kontaminierten Hautpartien. Bei der Vergiftung per inhalationem wird es kaum gelingen den unresorbierten Giftstoff in einer Körperflüssigkeit zu bestimmen. Die quantitative Analyse hingegen muß dort durchgeführt werden, wo die Giftstoffkonzentration das Ausmaß der Vergiftung wiederzugeben vermag. Dies trifft in erster Linie auf das Blut zu (da Gewebekonzentrationen beim lebenden Patienten nicht bestimmt werden können) und – mit Einschränkung – auf den Urin. Durch die Höhe der Giftstoffkonzentration im Blut (Blutspiegel) können der Schweregrad der Vergiftung häufig sehr sicher festgelegt, der weitere Verlauf abgeschätzt und die Indikation zu eingreifenden therapeutischen Maßnahmen wie der Hämoperfusion oder Hämodialyse (s. u.) gestellt werden; auch ein spezifisch wirkendes Gegenmittel (Antidot) kann nur dann eingesetzt werden, wenn der Giftstoff bekannt ist.

Die Untersuchungen im klinisch-toxikologischen Labor sind an spezielle Geräte (z. B. Fotometer, Dünnschichtchromatograph, Gaschromatograph, Massenspektrometer) gebunden und können nur von speziell ausgebildetem Personal durchgeführt werden; für die Fachschwester und den Fachpfleger kommen diese Untersuchungen nicht in Betracht. Es wird daher hier auf die Darstellung dieser Untersuchungsmethoden verzichtet.

1.6. Überwachung und allgemeine Intensivmedizin

Ein Patient mit einer akuten Vergiftung ist ein Notfallpatient. Es muß damit gerechnet werden, daß unerwartet lebensbedrohliche Funktionsstörungen auftreten. Besonders kritisch ist die Phase, in der noch nicht feststeht, um welche Art von Vergiftung es sich handelt.

Merke:
Ein vergifteter Patient ist solange besonders gefährdet, wie der Giftstoff noch nicht bekannt ist. Ist der Giftstoff unbekannt, so kann nicht abgeschätzt werden, welche Symptome im weiteren Verlauf auftreten.

1.6.1. Sofortmaßnahmen

Zur Durchführung von Sofortmaßnahmen ist es erforderlich, daß innerhalb der Intensivtherapiestation eine besondere Einheit abgetrennt wird. Dieser Erstbehandlungsraum muß es ermöglichen, *allgemeine* Sofortmaßnahmen (Verhütung, Erkennung und Behandlung von Vitalfunktionsstörungen) und

spezielle Sofortmaßnahmen (Erkennung und Behandlung der Vergiftung) durchzuführen.

1.6.1.1. Ausstattung und Organisation des Erstbehandlungsraumes

Die Raumgröße soll 3 × 4 m nicht unterschreiten. Eine Beleuchtung durch ein großes Fenster und zusätzliche Eckleuchten sowie eine OP-Lampe sind erforderlich. Temperaturkonstanz und rasche Luftumwälzung sind durch eine Klimaanlage zu gewährleisten. Wände und Boden sind elektrisch so abzuschirmen, daß z. B. EEG-Ableitungen störfrei vorgenommen werden können.

Die *Ausstattung für allgemeine Sofortmaßnahmen* sieht folgendes vor:

ad Lagerung des Patienten: Intensivtherapiebett (s. S. 118 [17]), von allen Seiten zugängig. Es ist besonders darauf zu achten, daß die Unterlage nicht federt. Bei federnder Unterlage ist ein 1 bis 2 cm starkes Brett, das bis über den Bettrahmen reicht, in der kranialen Hälfte unter die Matratze zu legen. Dies ist für eventuell erforderliche extrathorakale Herzmassage unumgänglich. Das kraniale Drittel der Matratze ist mit einem Gummituch zu beziehen und dieses mit Moltexunterlagen – für die Magenspülung – zu bedecken.

ad Atmung: Spirometer,
Masken verschiedener Größe,
Ruben-Beutel,
Sauerstoff und Preßluft (Wandanschlüsse),
Absauggerät,
Respirator,
Intubationsbesteck (s. S. 118 [17]),
Medikamente zur Intubation und Beatmung (s. S. 118 [17]),
Trachealtuben und Trachealkanülen verschiedener Größe,
gefüllte Stickstoff-Flasche (200 l),
gefüllte CO_2-Flasche (200 l).

ad Herz-Kreislauf:
Injektions- und Infusionszubehör (s. S. 118 [17]),
Subklavia- und Jugularis-Katheter-Besteck,
Desilet-Besteck (Nr. 7 und Nr. 8),
Swan-Ganz-Thermodilution-Katheter,
Herzschrittmacheraggregat,
Herzschrittmacherelektroden zur intravasalen und perkutanen Anwendung (der Durchmes-

ser der intravasalen Elektrode muß kleiner sein als das Lumen des Desilet-Bestecks Nr. 7 und Nr. 8),
HMV-Meßgerät (Thermodilution),
EKG-Schreiber,
EKG-Sichtgerät (Vesikard),
EKG-Monitor,
Druck-Monitor (blutige Blutdruckmessung),
RR-Meßgerät (unblutig),
Defibrillator (tragbar),
ZVD-Meßbesteck,
Medikamente (z. B. Beta-Rezeptorenblocker, Gefäßdilatatoren, Antihypertensiva, Antiarrhythmika, Katecholamine, Corticoide, Natriumbikarbonat, Diuretika, Plasmaexpander, Humanalbumin, Infusionslösungen),
Perfusor,
Infusionsregler (z. B. Infusomat).
ad Nieren und Blase:
Zubehör für Blasenkatheterisierung (s. S. 118 [17]),
Urimeter mit Urinbeutel (geschlossenes System).
Bezüglich der *Ausstattung für spezielle Sofortmaßnahmen* zur Erkennung und Behandlung des Grundleidens, nämlich der Vergiftung, wird auf die entsprechenden Kapitel verwiesen:
ad Asservierung zur toxikologischen Laboranalyse (s. 1.5.1.),
ad Schnell- oder Suchtests (s. 1.5.2.),
ad Entgiftung (s. 2.1. und 2.2.).
Die *Organisation* im Erstbehandlungsraum ist von großer Bedeutung, da schnelles Handeln erforderlich ist und mehrere Aufgabenbereiche reibungslos ineinandergreifen müssen.
Nach Einlieferung des Patienten müssen im Erstbehandlungsraum ein Arzt und eine Schwester (Pfleger) ständig anwesend sein, eine zweite Schwester (Pfleger) fungiert als Verbindungsperson. Der Arzt ist für die allgemeinen und speziellen Sofortmaßnahmen verantwortlich, eine Schwester (Pfleger) arbeitet unmittelbar am Patienten, eine zweite Schwester (Pfleger) ist zuständig für die Inbetriebnahme von Geräten, das Richten von Bestecken, Durchführung der Schnell- oder Suchtests und die Verbindung nach außen.

1.6.1.2. Überwachung

Grundsätzliche Unterschiede zur allgemeinen Intensivtherapie bezüglich *Material, Durchführung* sowie *Fehler und Gefahren* bestehen nicht. Es wird daher auf diesbezügliche Darstellungen (s. S. 118 [17]) verwiesen. Besonderheiten der Überwachung, die sich aus den speziellen Vergiftungsbildern ergeben, sind im Abschnitt „Vergiftungen – Entgiftung, speziell" dargestellt.
Charakteristische **Abweichungen** ergeben sich in vier Punkten wie folgt:
1. Zentraler Venenkatheter: Jeder Patient mit einer akuten Vergiftung muß zumindest mit einem zentralen Venenkatheter (ZVK) versorgt werden (in kardiovaskulär kritischen Situationen ist ein Swan-Ganz-Thermodilution-Katheter vorzuziehen). Die Spitze des ZVK muß in die Vena cava superior plaziert werden; der Katheter wird in der Regel von einer Armvene, der Vena subclavia oder Vena jugularis interna aus eingeführt. Voraussetzungen und Punktionstechniken sind anderweitig (s. S. 118 [18]) beschrieben. Es ist dagegen nicht ausreichend, lediglich einen peripheren venösen Zugang zu schaffen! Bei einer Vergiftung können kardiovaskuläre Komplikationen rasch und unvorhergesehen auftreten und machen intravasale Druckmessung und sichere Applikation von Medikamenten direkt vor dem Herzen erforderlich; darüber hinaus ist der ZVK zur exakten Beurteilung der venösen Gefäßfüllung erforderlich.

Merke:
Patienten mit akuten Vergiftungen müssen zumindest mit einem zentralen Venenkatheter (ZVK) versorgt werden. Herzrhythmusstörungen oder akute Herzschwächen können rasche und sichere zentrale Applikation von Medikamenten erforderlich machen; darüber hinaus können Funktionen des Herz-Kreislauf-Systems und Fülung des Gefäßsystems mit einem ZVK sicher beurteilt werden.

Die korrekte Lage des ZVK muß röntgenologisch (oder mit dem UKG) kontrolliert werden.

2. Swan-Ganz-Thermodilutionskatheter: Einige Gifte sind besonders gefährlich wegen ihrer direkt toxischen Wirkungen auf das Herz (Kardiotoxizität). In diesen Fällen ist es besser, zur Überwachung einen Katheter zu verwenden, mit dem nicht nur der Druck vor dem rechten Herzen (ZVD) gemessen werden kann, sondern auch der Druck vor dem linken Herzen und die Herzleistung. Die Kardiotoxizität eines Giftstoffes macht sich primär am linken Herzen bemerkbar, so daß die Veränderungen frühzeitig nur dann erfaßt werden können, wenn die Druckwerte vor dem linken Herzen gemessen werden. Dazu ist es erforderlich, einen Katheter über das rechte Herz hinaus in den Hauptstamm der Arteria pulmonalis bzw. in eine Aufzweigung der Lungenarterie vorzuschieben. Dazu werden Katheter verwendet, deren Spitze mit einem aufblasbaren Ballon versehen ist (Swan-Ganz-Katheter). Der Katheter wird wie ein zentraler Venenkatheter bis vor das rechte Herz geschoben, dann wird der Ballon aufgeblasen, wodurch der Katheter beim weiteren Vorschieben mit dem Blutstrom durch das rechte Herz in eine Lungenarterie eingeschwemmt wird (Einschwemmkatheter). Um den pulmonalen Kapillardruck (P_c-Druck) zu messen, wird der Katheter in eine periphere Aufzweigung der Lungenarterie geschoben, so daß der Ballon das Gefäß verschließt. Der dann gemessene „Verschlußdruck" entspricht dem P_c-Druck.

Die Lage des Katheters ist röntgenologisch oder durch den Verlauf der Druckkurve mit dem Druckmonitor zu kontrollieren. Zu messen sind systolischer und diastolischer Pulmonalarteriendruck (P_a-Druck) und der pulmonale Kapillardruck. Unter der Voraussetzung, daß keine zusätzliche Beeinträchtigung der Lungengefäße vorliegt, die eine pulmonale Hypertonie hervorruft, entspricht der diastolische P_a-Druck etwa dem P_c-Druck. In diesem Fall ist die Messung des diastolischen P_a-Drucks allein ausreichend.

Eine zusätzlich im Katheter untergebrachte Temperaturmeßsonde (Thermistorsonde) ermöglicht es, negatative Wirkungen eines Giftstoffes auf die Herzleistung durch Messung des Herz-Minuten-Volumens (HMV) mit der „Thermodilutions-Methode" zu beurteilen (Einzelheiten s. S. 118 [21]).

3. Zeitlicher Ablauf der Überwachung: Die Zeitintervalle, die für die Überwachung erforderlich sind, müssen der Tatsache Rechnung tragen, daß sich der Zustand eines Patienten nach der Einlieferung rasch und unvorhergesehen ändern kann. Das bedeutet, die Überwachung muß in kürzeren Zeitintervallen als sonst in der Intensivmedizin üblich erfolgen; im weiteren Verlauf können die Überwachungsintervalle verlängert werden und den sonst üblichen Stundenturnus erreichen. Im Einzelfall wird der Arzt die Länge der Überwachungsintervalle festlegen. Routinemäßig kann gelten, daß innerhalb der ersten Stunde zu messen bzw. zu beobachten sind: Kontinuierlich EKG, Atmung, Urinausscheidung (Urimeter); alle 15 min Blutdruck, Puls, im Einzelfall P_a bzw. P_c und alle 60 min Temperatur, ZVD.

4. Klinisch-chemische Laboruntersuchungen: Diese Laboruntersuchungen sind unspezifisch, d. h. sie geben Auskunft über Veränderungen im Organismus, können aber in der Regel nichts über die Ursache dieser Veränderungen aussagen. Die folgenden Untersuchungen sind ratsam:

Laboruntersuchungen	Vordringliche Frage nach
Blutgasanalyse	respiratorischer Insuffizienz,
Säure-/Basen-Status, Laktat,	(Laktat-)Azidose durch Gewebshypoxie,
Elektrolyte,	Hypo-/Hyperkali(natri)ämie,
Glukose,	Hypo-/Hyperglykämie,
Transaminasen,	Leberschädigung,
CK–MB, CK	(Herz)Muskelschädigung,
Kreatinin,	Nierenschädigung,
kl. Blutbild,	Hämokonzentration, Anämie,
„Quick", PTT, TZ,	Leberschädigung, Verbrauchskoagulopathie,
Thrombozyten.	Verbrauchskoagulopathie.

1.6.1.3. Allgemeine Intensivmedizin

Es handelt sich um eine unspezifische Therapie akuter Vergiftungen. Die spezifische Therapie wird im Kapitel „Entgiftung" (s. 2 u. 3) behandelt.

Es sind einige **Besonderheiten** zu berücksichtigen:

Die *Atmung* ist bei den meisten Vergiftungen beeinträchtigt, so daß dies nach der Bewußtlosigkeit (Sopor/Koma) die häufigste Vitalstörung darstellt.

Besonders bei älteren Menschen ist auffallend, daß sich die ausreichende Spontanatmung fast ohne Übergang in eine lebensbedrohliche Ateminsuffizienz ändern kann. Dies macht es erforderlich, einen Patienten mit einer Vergiftung durch atemdepressorische Stoffe lückenlos zu beobachten und frühzeitig zu intubieren. Relativ gut abgeschätzt werden kann die beginnende Ateminsuffizienz bei Vergiftungen durch Schlafmittel oder Psychopharmaka. In diesen Fällen geht eine Phase der zunehmenden Bewußtseinseintrübung bis zum Koma voraus, so daß erst beim komatösen Patienten besondere Wachsamkeit geboten ist. Bei anderen Vergiftungen dagegen ist die Atemlähmung die erste wesentliche Funktionsstörung, ohne daß drohende Vorboten auftreten. Dies gilt besonders für Vergiftungen durch Pflanzenschutzmittel vom Typ E 605 (s. 3.3.1.). Diese Patienten müssen sehr früh – noch bei erhaltenem Bewußtsein – intubiert werden. Außerdem ist eine Antidottherapie zur Bekämpfung der Ateminsuffizienz erforderlich. Vergiftungen durch Stickgase wie z. B. Kohlenmonoxid (s. 3.4.1.1.) täuschen über das Ausmaß der Ateminsuffizienz dadurch, daß die Haut des Patienten rosig aussehen kann. Die Behinderung der Atmung findet auch auf der Stufe des Sauerstofftransportes statt, so daß mit einer künstlichen Beatmung allein kein wesentlicher therapeutischer Effekt erzielt wird. Es muß eine Beatmung mit reinem Sauerstoff erfolgen.

Patienten mit Reizgasvergiftungen (s. 3.4.2.) werden ateminsuffizient durch ein Lungenödem. Dieses Lungenödem hat aber seine Ursache nicht in einem Herzversagen, sondern in einer direkt toxischen Schädigung der Alveolen und Lungenkapillaren. Dieses Lungenödem muß daher anders als das kardial bedingte behandelt werden (s. 3.4.2.2.).

Verboten ist die Gabe von atmungsstimulierenden Medikamenten (Atemanaleptika), um eine suffiziente Atmung zu erreichen. Diese Medikamente sind allenfalls als eine Notlösung anzusehen, wenn keinerlei Möglichkeiten zur künstlichen Beatmung bestehen.

Zur Frage der Beatmung mit positiv-endexspiratorischen Drucken (PEEP-Beatmung) bei Vergiftungen siehe Kap. 1.6.2.3.

Das *Herz-Kreislauf-System* ist ein weiterer häufiger Angriffspunkt für Giftstoffe. Ebenso wie bei der Beeinträchtigung der Atmung können Störungen im Herz-Kreislauf-System sehr rasch ohne Vorboten auftreten. Die wichtigsten Störungen sind das akute Herzversagen und die akute Herzrhythmusstörung. Das *akute Herzversagen* (kardiogener Schock) bei akuten Vergiftungen hat einen multifaktoriellen Ursprung. Es ist meist sowohl durch einen relativen Volumenmangel als auch durch ein Pumpversagen des Herzens bedingt. Dies macht es erforderlich, daß in Abhängigkeit der Druckwerte vor dem rechten und vor dem linken Herzen (ZVD, P_a- u. P_c-Druck, HMV) Volumen substituiert und die Herzleistung durch Infusion von z. B. Katecholaminen gesteigert wird. Zu Einzelheiten sei auf den speziellen Band „Schock" (s. S. 118 [21]) verwiesen. Eine besondere Schockform kann bei der Reizgasvergiftung auftreten, die zur Flüssigkeitsabsonderung in die Lungen (toxisches Lungenödem) führt. Dadurch kommt es zu einer Hämokonzentration und einem Volumenmangel, der entweder durch reine Elektrolytlösungen oder durch Plasmaeiweißlösungen ausgeglichen werden muß. Diuretika sind kontraindiziert (s. 3.4.2.2.).

> **Merke:**
> Der kardiogene Schock bei Vergiftungen muß auch durch beschleunigte Elimination des Giftstoffes behandelt werden! Die unspezifische Therapie kann ohne Senkung der Giftkonzentrationen häufig nur vorübergehend erfolgreich sein.

Herzrhythmusstörungen können bei z. B. Intoxikationen durch Digitalispräparate oder trizyklische Antidepressiva lebensbedrohlich sein. Bei diesen Vergiftungen muß frühzeitig die passagere Schrittmachertherapie durchgeführt werden. Im Rahmen der Sofortmaßnahmen muß die Schrittmachersonde in kurzer Zeit eingeführt werden können, wozu spezielle Voraussetzungen erforderlich sind.

Benötigte Materialien:
– steril –
Lokal-Anästhetikum,
Desilet-Besteck Nr. 8,
Jod,
Skalpell,
Moskito-Klemme,
5% Laeminose-Lösung
Schrittmacherelektrode,
Lochtuch, großes Abdecktuch,
2 Spritzen (5 ml u. 20 ml),
Zweiernadel,
Nahtmaterial,
Gummihandschuhe,
OP-Mantel.
– unsteril –
EKG-Monitor,
Schrittmacher-Aggregat.

Durchführung: Das Einführen der passageren Schrittmacherelektrode als Notfallmaßnahme bei bestehenden Herzrhythmusstörungen kann häufig nur nach Punktion der Vena subclavia oder der Vena jugularis interna durchgeführt werden. Wenn es die Kreislaufverhältnisse zulassen, so ist die Punktion einer medialen Kubitalvene mit dem Desilet-Besteck wegen der geringeren Komplikationsrate vorzuziehen. Zur Führung der Elektrode ist es am besten, die linke Vena subclavia, eine der linken Kubitalvenen oder die rechte Vena jugularis interna zur Punktion zu wählen. Über die liegende Plastikhülle des Desilet-Bestecks wird die Schrittmacherelektrode so weit vorgeschoben wie es nach den anatomischen Gegebenheiten bis zum rechten Ventrikel erforderlich ist (zuvoriges Abschätzen der Elektrodenlänge durch Anhalten der Elektrode).

Ist die Elektrode vermutlich bis in die Spitze des rechten Ventrikels vorgeschoben, so wird das Elektrodenende der unsterilen Assistenz übergeben, die es an das Schrittmacheraggregat anschließt. Die Assistenz schaltet eine hohe Schwelle (z. B. 10 mV) und eine Herzfrequenz von 80/min ein. Liegt die Eigenfrequenz des Patienten bereits in diesem Bereich, so muß die Schrittmacherfrequenz höher gewählt werden. Die Lage der Elektrodenspitze wird nun anhand der EKG-Ableitung kontrolliert. Sind im Monitor die Schrittmacherimpulse von einer Depolarisation des Myokards gefolgt, so ist die Plazierung mit großer Wahrscheinlichkeit in der rechten Kammer erfolgt. Es wird nun schrittweise die Reizschwelle bis auf etwa 1 mV gesenkt. Wenn das Myokard auch bei dieser niedrigen Schwelle durch die Schrittmacherimpulse depolarisiert wird, so kann die Lage beibehalten werden.

Wenn trotz hoher Reizschwelle und adäquater Reizfrequenz die Impulse nicht vom Herzen übernommen werden, so muß die Elektrode in ihrer eingeführten Länge variiert, d. h. die Elektrode zurückgezogen und erneut vorgeschoben werden. Durch Drehungen des Elektronenendes läßt sich die Spitze anders ausrichten und u. U. dadurch besser im Trabekelwerk des rechten Ventrikels plazieren. Gelingt dies trotz mehrfacher Versuche nicht, so muß die Plazierung unter röntgenologischer Sicht vorgenommen werden. Die Lage des plazierten Katheters ist durch eine Röntgenaufnahme zu dokumentieren. Es sind auch Elektroden verwendbar, an deren Spitze ein aufzublasender Ballon angebracht ist (Pacing-Ball), so daß sie mit dem Blutstrom in den rechten Ventrikel eingeschwemmt werden.

Nach erfolgter Plazierung wird die Elektrode mit einem langen Klebestreifen auf der äußeren Haut so fixiert, daß Bewegungen des Armes, des Kopfes oder des Thorax nicht zu einer veränderten Lage des intrathorakalen Elektrodenteils führen. Das Schrittmacheraggregat wird mit einem Verlängerungskabel an einen Bettständer befestigt. Die endgültige eingestellte Reizstärke soll deutlich oberhalb der festgestellten Reizschwelle liegen. Die Herzfrequenz wird normalerweise auf 60 bis 80 Schläge/min eingestellt.

Fehler und Gefahren. „Das Myokard übernimmt die Schrittmacherimpulse nicht". Die Schrittmacherelektrode ist falsch plaziert. Die Einstellung am Schrittmacheraggregat wurde falsch vorgenommen (zu niedrige Reizschwelle, zu niedrige Impulsfrequenz bei Demand-Funktion).

Der Impulsgeber im Schrittmacher ist defekt (die Batterien sind leer).

Es wurde eine falsche Elektrode verwendet (Reizabgabe erfolgt nicht an der Spitze).

Das Elektrodenkabel ist gebrochen.

Das Myokard kann keine elektrische Aktivität bzw. keine Kontraktionskraft mehr aufbringen (präfinaler Zustand).

1.6.2. Weiterführende Maßnahmen

Wenn die allgemeinen Sofortmaßnahmen im Erstbehandlungsraum zu einer stabilen Situation geführt haben und die Sofortmaßnahmen der Entgiftung durchgeführt worden sind (s. 2.), dann wird der Patient in einen Weiterbehandlungsraum verlegt.

1.6.2.1. Ausstattung und Organisation des Weiterbehandlungsraumes

Es bestehen keine grundsätzlichen Unterschiede zu den sonst üblichen Gegebenheiten einer Intensivtherapiestation (s. S. 118 [17]). Räume, in denen Patienten mit besonders schweren Vergiftungen behandelt werden, müssen größer als die sonst in der Intensivtherapie üblichen sein; sie sollten 3 m × 4,50 m nicht unterschreiten. Dies ist erforderlich, weil Platz vorhanden sein muß, um die relativ großen Hämodialyse- oder Hämoperfusionsgeräte in den Raum fahren zu können. Zu vermeiden ist es dagegen, den Patienten zur z. B. Hämodialyse in einen anderen Raum zu transportieren; die Gefährdung bei labiler Herz-Kreislauf-Situation bzw. bei erforderlicher PEEP-Beatmung ist zu groß.

Darüber hinaus muß das Intensivtherapiebett von allen Seiten gut zugängig sein, da Entgiftungsmaßnahmen wie Magenspülung und Absaugung des Mageninhalts unter gastroskopischer Sicht auch im Weiterbehandlungsraum durchführbar sein müssen.

1.6.2.2. Überwachung

Die Überwachung im Weiterbehandlungsraum hat den Gegebenheiten Rechnung zu tragen, die durch die Art der Vergiftung bedingt sind. Das bedeutet z. B. bei Vergiftungen durch kardiotoxisch wirkende Stoffe, daß die Herz-Kreislauf-Überwachung (EKG-Monitor, Druckmessungen im Pulmonal-Kreislauf über Swan-Ganz-Thermodilution-Katheter, HMV, ZVD, RR, Puls, periphere Durchblutung, Hauttemperatur) besonders zu beachten ist. Sind zentral nervöse Schädigungen zu erwarten, so können diesbezügliche Kontrollen (neurologische Untersuchungen, EEG-Ableitungen, Echo-Enzephalographie, Computer-Tomographie) erforderlich sein. Bei toxischer Lungen-, Leber- und Nierenschädigung sind die entsprechenden Funktionsprüfungen und Laborparameter zu berücksichtigen bzw. die Geräte zur Kompensation (Respirator, Hämodialyse) einzuplanen. Die angewandten Methoden unterscheiden sich nicht von denen der anästhesiologischen oder allgemein-internistischen bzw. kardiologischen Intensivtherapie, so daß auf die diesbezüglichen Darstellungen (s. S. 118 [17, 18, 21]) verwiesen wird.

1.6.2.3. Allgemeine Intensivmedizin

Allgemeine Intensivmedizin bedeutet unspezifische Therapie mit dem Ziel des Erhaltens der Vitalfunktionen und der vollständigen Wiederherstellung der Gesundheit (restitutio ad integrum) des Patienten. Diese Art der Therapie beseitigt aber nicht die Ursache der Vergiftung, nämlich den Giftstoff; sie greift auch nicht in den Wirkungsmechanismus des Giftstoffes ein. Daher muß gleichzeitig eine zweite Therapieform, die spezifische Entgiftung, durchgeführt werden. Beide Therapieformen sind gleich wichtig, auf keine kann verzichtet werden. Bei leichten Vergiftungsfällen liegt der Schwerpunkt auf der unspezifischen Therapie, denn die Entgiftung vollzieht in diesen Fällen der Organismus selbst, ohne wesentliche Unterstützung. Bei schweren Intoxikationen dagegen muß zusätzlich eine intensive Entgiftung betrieben werden, denn ohne diese Therapie kann der Patient möglicherweise nicht überleben.

Die unspezifische Therapie basiert auf den allgemeinen Grundsätzen der Intensivtherapie (s. S. 118 [17, 18]). Folgende Besonderheiten sind zu beachten:

Disseminierte intravaskuläre Gerinnung und Verbrauchskoagulopathie. Bei schweren Vergiftungen kann es, ohne daß der Wirkungsmechanismus bekannt wäre, zur disseminierten intravaskulären Gerinnung (DIG) und Verbrauchskoagulopathie (VKP) kommen. Die DIG führt in den Organen zur Verlegung der Endstrombahnen und damit zur Minderperfusion. Die Folge ist Untergang von Organparenchym. So ist in einigen Fällen zu erklären, daß schwere Vergiftungen z. B. zu Herz-, Lungen-, Leber- und Nierenschäden führen, während bei leichten bis mittelschweren Vergiftungen des gleichen Giftstoffes diese Organe völlig ohne Beeinträchtigung bleiben können. Die VKP und DIG können zur hämorrhagischen Diathese führen. Durch Blutungen in die Organe kann weiteres Organgewebe zerstört werden.

Die Therapie dieser Blutgerinnungsstörung ist die frühzeitige Heparinisierung (10 I. E. Heparin pro kg Körpergewicht und Stunde). Diese therapeutische Maßnahme muß natürlich so früh wie möglich, d. h. möglichst vor dem Beginn der DIG durchgeführt werden. Das bedeutet, daß prophylaktisch jede schwere Intoxikation zu heparinisieren ist.

Merke:
Zur Vermeidung einer disseminierten intravasalen Gerinnung und Verbrauchskoagulopathie muß jede schwere Vergiftung so früh wie möglich mit 10 I. E. Heparin pro kg Körpergewicht und Stunde i. v. behandelt werden.

Akutes Lungenversagen. Eine weitere Komplikation schwerer Vergiftungen ist das akute Lungenversagen. Die Ursache ist multifaktoriell: Einerseits wird das akute Lungenversagen durch Schocksituationen („Schocklunge"), DIG und VKP, Aspiration von Mageninhalt, Beatmung mit hohen Sauerstoffkonzentrationen („Beatmungslunge") gefördert, andererseits haben viele Giftstoffe direkt toxische Wirkungen auf das Lungengewebe, wodurch dieses für die genannten Schädigungen besonders anfällig ist oder primär geschädigt wird. Um in die Entstehung des akuten Lungenversagens möglichst frühzeitig einzugreifen, ist bei allen schweren Intoxikationen, die mit Ateminsuffizienz einhergehen, eine frühzeitige Beatmung mit positiv-endexspiratorischen Drucken (PEEP-Beatmung) indiziert. Die PEEP-Beatmung muß bei allen schweren Intoxikationen auch dann begonnen werden, wenn noch keine Zeichen einer Gasaustauschstörung vorliegen.

Merke:
Die frühzeitige bzw. prophylaktische PEEP-Beatmung ist bei allen schweren Intoxikationen schon vor Auftreten einer Gasaustauschstörung indiziert, um einem drohenden akuten Lungenversagen entgegenzuwirken.

Herz-Kreislauf-Versagen, kardiogener Schock (vgl. auch S. 118 [21]). Einige Giftstoffe haben eine besondere Affinität zum Herzmuskel und wirken auch bei geringer Dosis kardiotoxisch. Die meisten anderen Vergiftungen dagegen führen unspezifisch erst bei hoher Dosis zur Schädigung des Herz-Kreislauf-Systems.

Die Herz-Kreislauf-Insuffizienz bzw. der kardiogene Schock resultieren z. B. bei schweren Schlafmittelvergiftungen einerseits aus einem relativen Volumenmangel, andererseits aus einer Abnahme der Kontraktionskraft des Herzmuskels. Daraus entstehen: Stark erniedrigter arterieller Blutdruck, stark erniedrigtes HMV, normale Herzfrequenz, normaler ZVD und normale P_a-Drucke.

Die Therapie besteht daher aus zwei Komponenten, nämlich einerseits (1) aus Volumensubstitution und andererseits (2) aus medikamentöser Steigerung der myokardialen Kontraktionskraft.

ad (1) Die Volumengabe muß in der Regel sehr vorsichtig erfolgen, denn es handelt sich häufig nur um einen relativen Volumenmangel, und es besteht die Gefahr, durch zu große Volumengabe die gleichzeitig bestehende Herzinsuffizienz zu verstärken. Zu verwenden sind z. B. 5%ige Plasmaproteinlösungen. Der ZVD sollte nicht mehr als 10–12 cm H_2O betragen.

ad (2) Zur Steigerung der myokardialen Kontraktionskraft bei manifestem Pumpversagen des Herzens ist die Gabe von Katecholaminen (z. B. Dopamin 200–400 µg/min für den Erwachsenen) erforderlich; sollte der arterielle Mitteldruck auch dann noch geringer als 70 mm Hg sein, so sind zusätzlich kleine Dosen von Noradrenalin (Arterenol 10–20 µg/min) zu infundieren. Es ist nicht zu vergessen, daß die Wirkung der Katecholamine wie ein „Anpeitschen" des Herzmuskels zu verstehen ist, das auf längere Sicht zu einer Erschöpfung und einem vollständigen Versagen des Herzmuskels führen muß. Die Indikation zum Einsatz der Katecholamine sollte daher mit großer Zurückhaltung gestellt werden. Im kardiogenen Schock werden sie nicht zu umgehen sein; Dopamin kann unerwünscht den Druck im Pulmonalkreislauf erhöhen, dann ist Dobutamin vorzuziehen. Vasodilatatoren haben dieselbe Indikation wie beim kardiogenen Schock anderer Genese. Niedriger Blutdruck, ohne andere Zeichen des kardiogenen Schocks (z. B. kalt-schweißige, livide Haut, Laktatazidose) ist keine Indikation zum Einsatz von Katecholaminen. Gleichzeitig muß für eine ursächliche Therapie (z. B. Entgiftung durch veno-venöse Hämoperfusion s. 2.2.2.2.) Sorge getragen werden.
Eine rasche Digitalisierung ist indiziert, wenn eine Herzinsuffizienz aber noch kein manifestes Pumpversagen besteht.

Merke:
Die Herz-Kreislauf-Insuffizienz bei akuten Vergiftungen resultiert häufig aus einem relativen Volumenmangel und einer Abnahme der myokardialen Kontraktionskraft. Die Volumengabe muß sehr vorsichtig erfolgen, denn es besteht die Gefahr der zusätzlichen Herzbelastung. Bei manifestem Pumpversagen sind Katecholamine, bei drohender Herzinsuffizienz ist Digitalis indiziert.

Akutes Nierenversagen. Das akute Nierenversagen im Rahmen eines Schockzustandes ist unspezifisch und kommt bei akuten Vergiftungen ebenso vor wie bei anderen Schockursachen. Ebenso ist das Nierenversagen beim akuten Leberzellzerfall als Ausdruck des „hepatorenalen Syndroms" zu sehen, so wie es z. B. auch beim akuten Leberzellzerfall durch eine Virushepatitis entsteht. Primär nierenschädigende Giftstoffe (nephrotoxische Gifte) sind selten. Meist kommt es deshalb zur Nierenschädigung, weil der Giftstoff renal eliminiert wird und daher sehr hohe Konzentrationen in den Nieren entstehen. Ein Beispiel dafür sind die Unkrautbekämpfungsmittel Paraquat und Diquat (s. 3.3.2.). Sie werden renal eliminiert, daher in den Nierentubuli in hoher Konzentrationen angereichert und wirken toxisch auf das Nierengewebe, während andere Organe noch unbeeinflußt sein können. Die Therapie besteht in diesen Fällen darin, einen kräftigen Urinfluß zu erzeugen, um die Konzentrationen des Giftstoffes in den Nieren möglichst gering zu halten. Ob eine forcierte Diurese indiziert ist kann im Einzelfall dem Kap. 3 entnommen werden; grundsätzlich ist zwischen dem Nutzen dieser Maßnahme und der Gefahr durch die Flüssigkeitsbelastung abzuwägen.

Leberversagen. Der Stoffwechsel vieler Gifte findet in der Leber statt, so daß es nicht verwunderlich ist, wenn die Leber durch hohe Giftstoffkonzentrationen geschädigt wird. Einige Giftstoffe haben eine spezielle Affinität zur Leber, so daß die Leberschädigung das hervorstechende Merkmal der Vergiftung ist. Wirkungsvolle unspezifische Maßnahmen im Sinne einer „Leberschutztherapie" sind bisher nicht sicher nachgewiesen. Das Ausmaß der Leberschädigung wird nur dann vermindert werden können, wenn die Elimination des Giftstoffes beschleunigt wird (s. 2. u. 3.).

Metabolische Azidose. Die häufigste Ursache für eine metabolische (Laktat-)Azidose ist das akute Herz-Kreislauf-Versagen. Über diesen Wirkungsmechanismus kann jede Vergiftung zur metabolischen Azidose führen.
Darüber hinaus gibt es bei Vergiftungen aber auch schwere metabolische Azidosen ohne Herz-Kreislauf-Insuffizienz. So kommt es bei Vergiftungen durch Säuren und Laugen (!) zu schweren metabolischen Azidosen, weil aus den nekrotischen (verätzten) Bezirken Laktat

(besser: Milchsäure) in die Blutbahn eingeschwemmt wird. Vergiftungen durch Cholinesterasehemmstoffe („Typ E 605") führen wahrscheinlich durch eine periphere Vasokonstriktion und Minderperfusion zur metabolischen Azidose. Die mittlerweile kaum noch im Handel befindlichen blutzuckersenkenden Biguanide führten durch einen komplizierten biochemischen Mechanismus zur metabolischen Azidose. Bei Vergiftungen durch Kohlenmonoxid (CO) oder Blausäure und deren Derivate kommt es zur schweren metabolischen Azidose durch den Sauerstoffmangel im Gewebe. In diesen Fällen ist die metabolische Azidose ein gutes Maß für den Schweregrad der Vergiftung. Eine metabolische Azidose ohne Schock findet sich weiterhin bei schweren Vergiftungen durch Methanol, Äthylenglykol, Paraquat, Diquat, Isonicotinsäurehydrazid (INH) und Salicylaten.

Die Therapie erfolgt kausal durch Elimination des Giftstoffes und symptomatisch durch Gabe von Natriumbikarbonat und Trispuffer. Besonders bei Vergiftungen durch Säuren oder Laugen kann eine rezidivierende metabolische Azidose über viele Tage bestehen und große Mengen von z. B. Natriumbikarbonat erforderlich machen, so daß die Gefahr einer Hypernatriämie besteht. Daher sind schon frühzeitig Trispufferlösungen statt Natriumbikarbonat zu verwenden (s. 3.2.2.).

Merke:
Metabolische Azidosen bei Vergiftungen können sehr unterschiedlicher Genese sein. Die Therapie erfolgt symptomatisch mit Natriumbikarbonat- und Trispufferlösungen sowie kausal durch Elimination des Giftstoffes.

2. Entgiftung, allgemein

Unter Entgiftung (Dekontamination) im engeren Sinne wird die Entfernung (Elimination) des Giftstoffes aus dem Körper verstanden; im weiteren Sinne gehört dazu auch die Therapie mit einem Gegenmittel (Antidot). Die Wirkungen der Antidote sind unterschiedlich. Sie können die Elimination des Giftstoffes bewirken oder Giftwirkungen aufheben. Sie werden in Kap. 2.2.4. besprochen. Die Entfernung des Giftstoffes kann in zwei therapeutisch unterschiedliche Ansatzpunkte unterteilt werden; dies ist einerseits die Giftentfernung aus dem Magen-Darm-Trakt (bei Vergiftungen per os), andererseits die Giftentfernung aus dem Blut und den Geweben. Anders ausgedrückt bedeutet dies: Giftentfernung *vor* und *nach* der Resorption des Giftstoffes. In praxi werden bei Vergiftungen per os immer beide therapeutischen Ansatzpunkte ausgenutzt, denn es kann in den meisten Fällen davon ausgegangen werden, daß sich sowohl unresorbierter Giftstoff im Magen-Darm-Trakt befindet, als auch resorbierter Giftstoff im Blut und in den Geweben vorhanden ist. Einen Überblick über die therapeutischen Möglichkeiten der Entgiftung gibt Abb. 2.1.

2.1. Entfernung des Giftstoffes vor der Resorption

Die Möglichkeit, Giftstoffe noch *vor* der Resorption zu entfernen besteht nur bei Vergiftungen per os und perkutan. Die Giftentfernung bei perkutaner Intoxikation erfolgt durch Hautreinigung (s. 2.1.10.). Die Dekontamination des Magen-Darm-Traktes kann auf mehrere Arten geschehen.

Die Wahl einer dieser therapeutischen Maßnahmen ist abhängig vom Zustand des Patienten (Abb. 2.2.) und der Art des Giftstoffes.

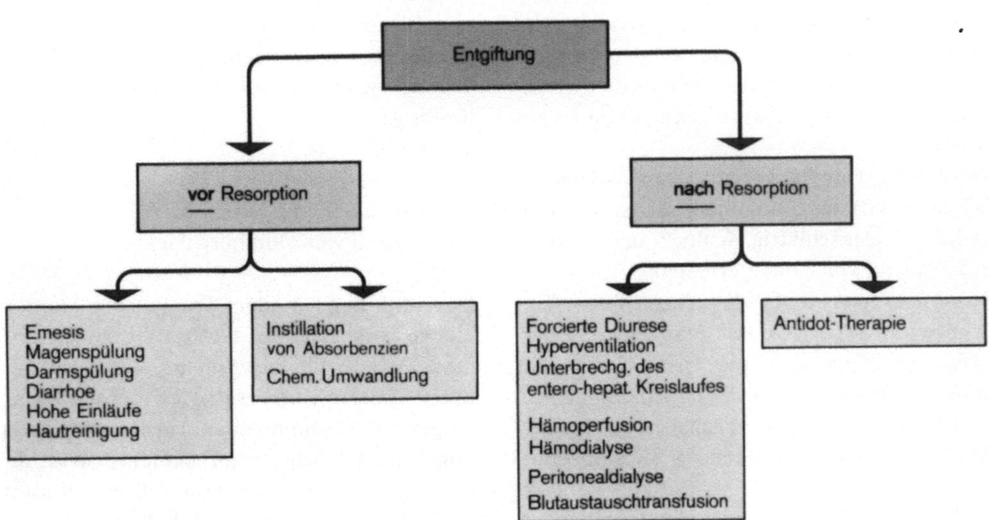

Abb. 2.1. Möglichkeiten der Entgiftung *vor* und *nach* der Resorption des Giftstoffes

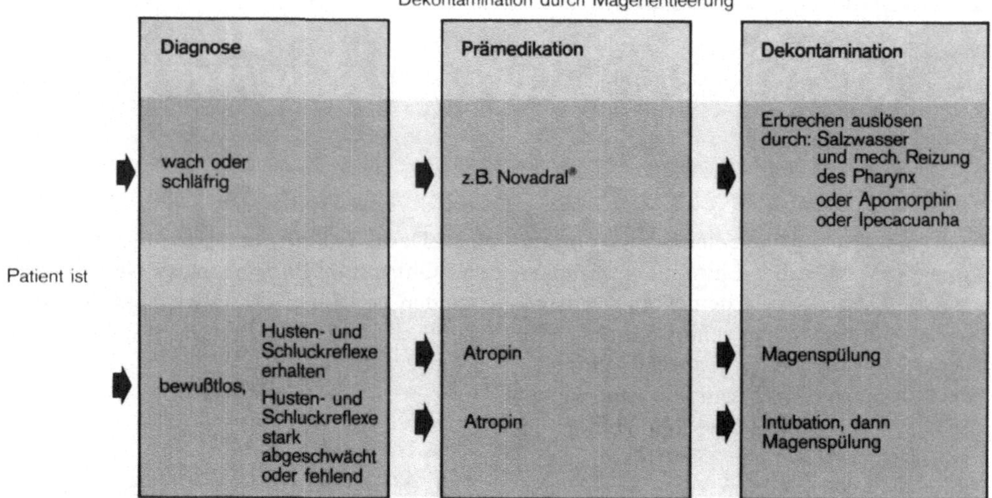

Abb. 2.2. Entgiftung (Dekontamination) durch verschiedene Möglichkeiten der Magenentleerung in Abhängigkeit von der Symptomatik des Patienten

2.1.1. Auslösen von Erbrechen (Emesis)

Das ausgiebige Erbrechen kann – besonders wenn es frühzeitig ausgelöst wird – sehr effektiv sein.

Das Auslösen des Erbrechens beim Erwachsenen kann erfolgen durch (a) hypertone Kochsalzlösung und evtl. zusätzliche Reizung der Rachenhinterwand oder (b) subkutane Injektion von Apomorphin. Bei (Klein-)Kindern wird das Erbrechen durch ein (c) Brechsirup (Ipecacuanha-Sirup) ausgelöst. Indikation und Kontraindikation sind streng zu beachten.

Indikation: Der Patient hat toxisch wirksame Substanz(en) eingenommen. Er ist bewußtseinsklar oder schläfrig, Schluck- und Hustenreflexe sind vollständig erhalten.

Kontraindikation: Stark eingetrübtes Bewußtsein (Sopor/Koma), mangelnde Überwachungsmöglichkeit, manifeste Herz- oder Ateminsuffizienz, Gravidität, Einnahme von Säuren oder Laugen, organischen Lösungsmitteln oder schaumbildenden Substanzen.

a) Kochsalz-Emesis. Verwendet wird eine hypertone, d. h. gesättigte Kochsalzlösung. Sie führt akut zur Schleimhautreizung im Rachen, Oesophagus und Magen. Die akute Magen-Schleimhaut-Reizung entspricht einer akuten Gastritis, zu deren Symptome Übelkeit und Erbrechen gehören. Darüber hinaus kommt es aufgrund der Hypertonie der Lösung zu einem Flüssigkeitseinstrom in den Magen, der Erbrechen und gute Entleerung fördert.

Benötigte Materialien:
2 Gummischürzen (eine für den Patienten, eine für den Helfer),
Tücher zur Gesichtsreinigung,
1 Wasserglas (150 ml),
Kochsalz,
1 Eßlöffel,
Leitungswasser,
1 Plastikeimer (10 l),
1 daumendicker Gummischlauch.

Durchführung: In den Trinkbecher werden ein bis zwei Eßlöffel Kochsalz gegeben und nach Zugabe von lauwarmem Leitungswasser durch Rühren eine gesättigte Kochsalzlösung hergestellt. Wenn noch ein geringer Rest von ungelöstem Kochsalz zurückbleibt, so ist die Lösung gesättigt. Lauwarm soll das Wasser sein, damit der gesamte Inhalt des Bechers möglichst schnell getrunken werden kann,

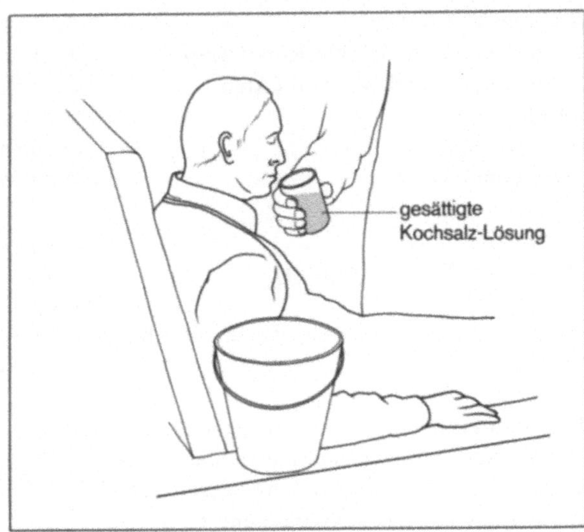

Abb. 2.3. Auslösen von Erbrechen durch Gabe hypertoner Kochsalzlösung beim bewußtseinsklaren Patienten

und nicht, um das Kochsalz besser zu lösen, das bei allen Wassertemperaturen gleichgut löslich ist. Der sitzende Patient (Gummischürze, Eimer in erreichbarer Nähe) wird nun aufgefordert, den gesamten Inhalt des Bechers möglichst rasch auszutrinken (Abb. 2.3.). Nach etwa 5 min kommt es zu Übelkeit und Erbrechen. Tritt kein Erbrechen ein, so kann noch einmal dieselbe Dosis verabfolgt werden. Tritt auch danach kein Erbrechen ein, so muß mit einem weichen Gummischlauch die Rachenhinterwand gereizt werden. Spätestens dann kommt es in mehr als 90% der Fälle zum Erbrechen.

Fehler und Gefahren. Bleibt das Erbrechen aus, so muß es durch Injektion von Apomorphin (s. u.) erzwungen werden oder es ist eine Magenspülung anzuschließen, denn die großen Kochsalzmengen können resorbiert zu gefährlicher Hypernatriämie führen. Die Gefahr der Hypernatriämie ist bei Kleinkindern besonders groß, so daß bei ihnen kein Kochsalzerbrechen durchgeführt werden darf. Die Kochsalz-Emesis verläuft relativ milde, so daß auf ein Medikament zur Kreislaufstützung (siehe b) meist verzichtet werden kann.

b) Apomorphin-Emesis. Medikamentös kann das Erbrechen durch Apomorphin, einem Morphiumabkömmling ausgelöst werden. Apomorphin birgt die Gefahr, die auch vom Morphium bekannt ist, nämlich eine Atemdepression hervorzurufen. Die Gabe von Apomorphin ist daher *kontraindiziert*, wenn es sich bei dem Giftstoff, den der Patient eingenommen hat, um eine atemdepressorische Substanz handelt. Da mit der Möglichkeit zu rechnen ist, daß eine atemdepressorisch wirkende Substanz eingenommen wurde, die aber nicht bekannt ist und daher möglicherweise die Indikation zur Apomorphin-Emesis fälschlicherweise gestellt wurde, sind unbedingt zwei Vorsichtsmaßnahmen zu treffen: Es muß einerseits ein Mittel zur Aufhebung der Wirkung von Apomorphin bereitgestellt werden. Bei diesem Mittel handelt es sich um einen Morphinantagonisten. Es muß andererseits ein funktionstüchtiges Intubationsbesteck für den Patienten bereitgestellt sein. Der Arzt muß sich zuvor vergewissern, daß er diesen Patienten notfalls rasch intubieren kann.

Merke:
Die Apomorphin-Emesis darf nur nach Bereitstellung eines Morphinantagonisten und in Intubationsbereitschaft durchgeführt werden.

33

Benötigte Materialien:
Apomorphinum hydrochloricum (Amp.),
Lorfan (Amp.) und Narcanti (Amp.)
Novadral (Amp.),
2 ml-Spritzen,
3 Zweiernadeln,
Tupfer,
Desinfektionsmittel,
1 Intubationsbesteck (geprüft),
Absauggerät,
[Gummischürzen, Eimer etc. wie unter a) beschrieben].

Durchführung: Die Apomorphin-Emesis führt zu sehr heftigem und anhaltendem Erbrechen. Patienten können durch diesen starken Vagusreiz mit Bradykardie und Hypotonie reagieren. Um diese Kreislaufdepression zu vermeiden, ist vor dem Auslösen des Erbrechens ein Katecholamin wie Novadral zu injizieren (Atropin als Vagusantagonist darf nicht verwendet werden, denn es hebt auch die Brechwirkung auf). Die Dosis von Apomorphin beträgt 0,1–0,15 mg pro kg Körpergewicht subkutan. 10 mg Novadral sollten zuvor i. m. injiziert sein. Anschließend werden peroral ein bis zwei Glas Wasser gegeben. Mit dem Wirkungseintritt ist nach 4 bis 5 min zu rechnen. Die Emesis kann durch i. m. oder i. v. Injektion von einem Morphinantagonisten (Lorfan 0,01–0,015 mg/kg Körpergewicht) abgebrochen werden. Es gibt klinische Hinweise, daß der Morphinantagonist Naloxon (Narcanti) zur Aufhebung dieser Emesis nicht so gut wirksam ist; er hat aber den Vorteil, nicht atemdepressorisch zu wirken.

Fehler und Gefahren. Atemdepression, Aspiration, vagale Dysregulation (s. o.).

c) Ipecacuanha-Emesis. Das Auslösen von Erbrechen mit einem Brechsirup (Ipecacuanha-Sirup) ist bei Kindern bis zum 6. Lebensjahr indiziert. Die Ipecacuanha-Dosis beträgt bei Kindern unter 1¹/₂ Jahren 10 ml Sirup, bei Kindern zwischen 1¹/₂ und 4 Jahren 15 ml Sirup und bei Kindern über 4 Jahren 20 ml Sirup. Anschließend werden 100 bis 200 ml Wasser oder Saft verabfolgt. Der Sirup kann auch in Saft gelöst verabreicht werden. Erbre-

chen ist nach 15 bis 20 Minuten zu erwarten. Tritt es nicht ein, so kann die Hälfte der Dosis noch einmal gegeben werden. Bei Erfolglosigkeit kann auch hier versucht werden, das Erbrechen durch zusätzliche mechanische Reizung der Rachenwand auszulösen.

Fehler und Gefahren. Ist keine Emesis eingetreten, so muß eine Magenspülung vorgenommen werden. Ipecacuanha kann zu „Myokardschäden" führen, wenn es in größeren Mengen resorbiert wird.

2.1.2. Magenspülung

Die Effektivität der Giftelimination durch Magenspülung ist als mindestens ebenso groß anzunehmen wie diejenige durch die Emesis. Beide Maßnahmen haben verschiedene Indikationen.
Die Magenspülung kann auch noch Tage nach der Gifteinnahme indiziert sein, wenn eine Magen-Darm-Atonie zur verlangsamten Giftresorption geführt hat.
Indikation: Der Patient hat toxisch wirksame Substanz(en) eingenommen und ist stark bewußtseinsgetrübt (Sopor/Koma); er hat ätzende Stoffe oder organische Lösungsmittel eingenommen oder es liegt eine sehr gefährliche Vergiftung vor, die nicht bzw. erst spät zur Bewußtseinstrübung führt (z. B. Paraquat/Diquat, Digitalis, Knollenblätterpilz, Alkylphosphate); es bestehen klinische Kontraindikationen zum Auslösen der Emesis, oder der Versuch, Erbrechen auszulösen, war nicht erfolgreich.
Kontraindikation: Fehlende Möglichkeiten zur korrekten Durchführung der Magenspülung, Ingestion von Säuren oder Laugen mit Verdacht auf Oesophagus- oder Magenperforation.
Benötigte Materialien:
Kipp-Bett,
1 Gummiunterlage, Moltex-Unterlagen,
1 × Zweiernadel und Jodtupfer,
1 × 2 ml-Spritze, 0,5 mg Atropin (Amp.),
1 Magenschlauch (daumendick, 60 cm lang),
1 Gummikeil, 1 „Magenspritze",

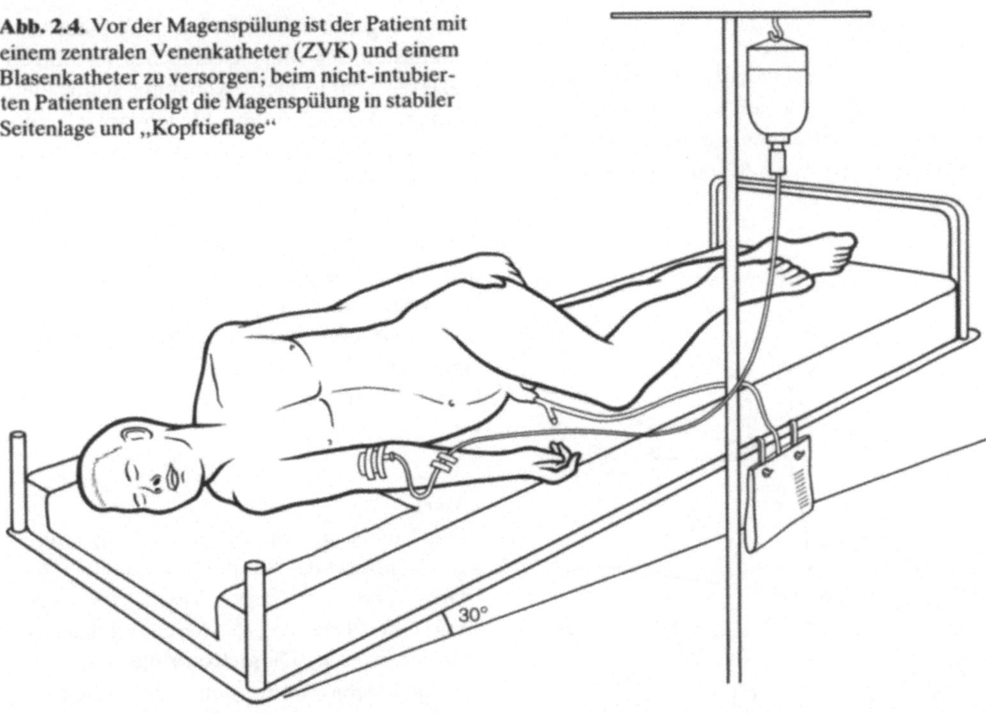

Abb. 2.4. Vor der Magenspülung ist der Patient mit einem zentralen Venenkatheter (ZVK) und einem Blasenkatheter zu versorgen; beim nicht-intubierten Patienten erfolgt die Magenspülung in stabiler Seitenlage und „Kopftieflage"

1 Trichter mit Schlauch und Verbindungsstück,
1 Eimer (10 l), 1 Kanne (10 l),
(1 McGill-Zange, 1 Laryngoskop).
Durchführung: Da die Magenspülung bei bewußtlosen, d. h. vital bedrohten Patienten durchgeführt wird, sind zuvor ein Venenkatheter und Blasenkatheter zu legen (vgl. Abb. 2.4.). Die Prämedikation mit 0,5 mg Atropin i. m. dient zur Unterdrückung unerwünschter Vaguswirkungen, die bei Manipulationen im Rachenraum entstehen können. Wichtig vor Beginn einer Magenspülung ist die Entscheidung, ob die Spülung ohne Intubation durchgeführt werden kann, oder ob der Patient endotracheal intubiert werden muß. Auf die Intubation kann nur dann verzichtet werden, wenn Husten- und Schluckreflexe sowie die Atmung vollständig ungestört sind und aufgrund des eingenommenen Wirkstoffes nicht erwartet werden kann, daß sich diese Bedingungen innerhalb der nächsten 30–60 min ändern. In allen anderen Fällen ist die Intubation und die Abdichtung der Trachea mittels der Tubusmanschette Vorausset-

zung für die Magenspülung (vgl. Abb. 2.2.). Die Intubation ist ebenfalls Voraussetzung zur Magenspülung nach Ingestion organischer Lösungsmittel.
Das Bett wird im oberen Drittel mit einer Gummiunterlage bezogen, diese mit z. B. Moltex-Unterlagen bedeckt. Der Patient wird in eine stabile Seitenlage gebracht und das Bett insgesamt um etwa 30° gekippt, so daß eine Kopftieflagerung entsteht (Abb. 2.4.). Nach einer Prämedikation von 0,5 mg Atropin i. m. wird der Kopf leicht nach vorn auf das Brustbein gebeugt und der mit Wasser angefeuchtete Magenschlauch durch den Mund unter vorsichtigem Vorschieben in den Magen eingeführt. Beißt der Patient reflektorisch auf den Schlauch, so ist der Gummikeil zwischen die Zähne zu plazieren. Wenn das Einführen des Schlauches über den Mund nicht gelingt, so kann das Einführen über die Nase versucht werden. Läßt sich auch dann der Magenschlauch nicht problemlos einführen, so ist das Vorführen des Schlauches unter Sicht mit der McGill-Zange und dem Laryngoskop erforderlich.

Merke:
Läßt sich der Magenschlauch nicht leicht vorschieben, so ist der Versuch eines gewaltsamen Einführens sinnlos, denn der Schlauch rollt sich im Mund, Pharynx oder Oesophagus auf.

Wenn angenommen werden kann, daß der Anfangsteil des Magenschlauches im Magen plaziert ist, muß diese Annahme kontrolliert werden. Dazu wird die „Magenspritze" luftdicht auf den Magenschlauch aufgesetzt und stoßartig 50 bis 70 ml Luft über den Schlauch in den Magen eingespritzt. Das Einspritzen der Luft wird im epigastrischen Winkel mit dem Stethoskop abgehört (Abb. 2.5.). Bei korrekter Plazierung des Magenschlauches hört man ein charakteristisch blubberndes Geräusch (als wenn Luft durch einen Strohhalm in ein mit Wasser gefülltes Glas geblasen wird).

Merke:
Das Einblasen von Luft in den Magen unter Kontrolle des Stethoskops ist eine einfache und zuverlässige Möglichkeit, die korrekte Plazierung des Magenschlauches zu verifizieren. Diese Kontrolle muß vor einer Magenspülung unbedingt durchgeführt werden.

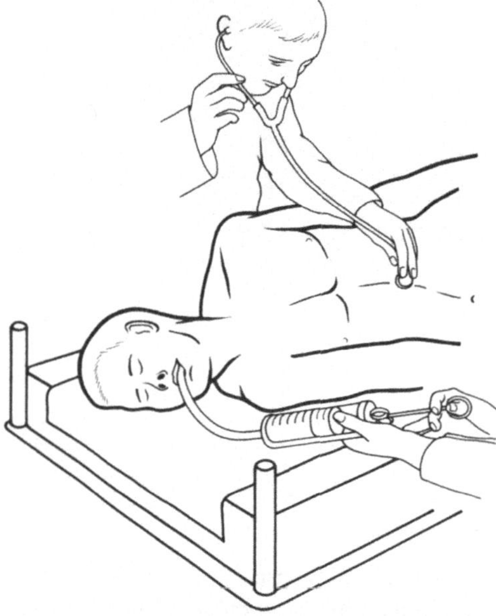

Abb. 2.5. Kontrolle der Lage des Magenschlauches durch Auskultation des „Blubbergeräusches" beim Einblasen von Luft in den Magen

Wenn die korrekte Plazierung des Magenschlauches durch das Auskultieren des Blubbergeräusches bestätigt ist, werden mit der „Magenspritze" 20 ml Mageninhalt abgesaugt und 10 ml davon asserviert (10 ml werden

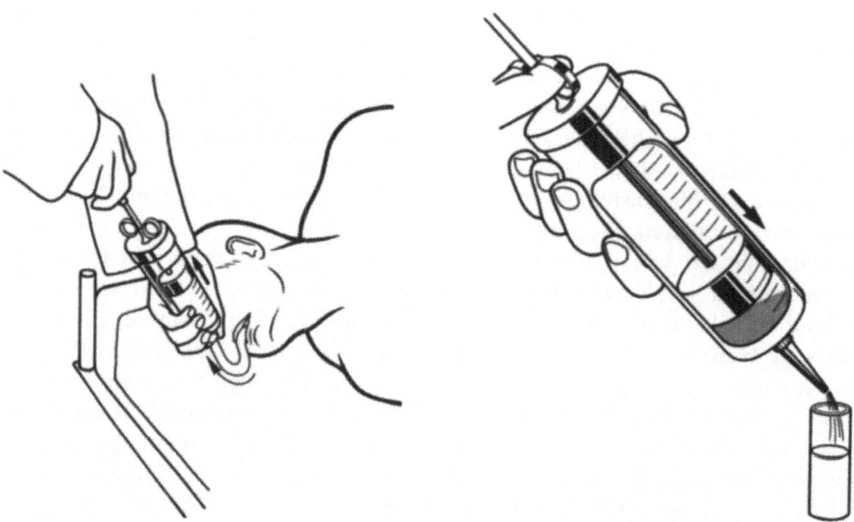

Abb. 2.6. Nach Einführung des Magenschlauches wird mit der „Magenspritze" Mageninhalt aspiriert und asserviert

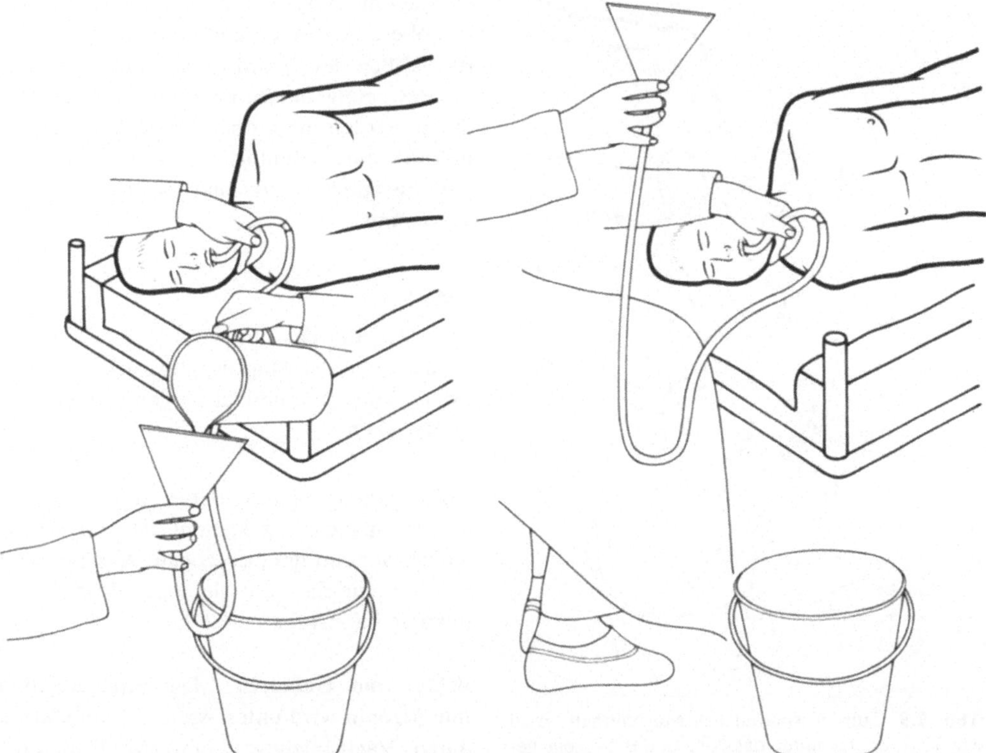

Abb. 2.7. Zur Füllung des Systems für die Magenspülung wird der Trichter unter das Magenniveau gehalten und 300 ml der Spülflüssigkeit (37 °C warmes Leitungswasser) eingefüllt

Abb. 2.8. Zum Einlaufen der Magenspülflüssigkeit wird der Trichter über das Niveau des Magens gehalten. Es ist darauf zu achten, daß ein Rest der Spülflüssigkeit im Trichter bzw. im Schlauchsystem verbleibt, damit der Rückfluß mit „Heber-Wirkung" erfolgt

zum Schnelltest benötigt) wie in Abb. 2.6. dargestellt (siehe 1.5.1. „Asservierung des Untersuchungsmaterials"). Dann wird der Verbindungsschlauch mit dem Trichter angeschlossen. 300 ml körperwarmes (37 °C) Leitungswasser werden aus der Kanne in den unter das Magenniveau gehaltenen Trichter gegossen (Abb. 2.7.), dieser wird dann über das Niveau des Patienten gehoben, so daß das Wasser in den Magen einläuft (Abb. 2.8.). Anschließend wird der Trichter wieder unter das Niveau des Patienten gesenkt, und das Wasser läuft zurück in den Trichter, von dem aus es in den bereitstehenden Eimer abgegossen wird (Abb. 2.9.). Es ist besonders darauf zu achten, daß beim Einlaufen des Wassers in den Magen eine Restwassersäule im Trichter bzw. im Verbindungsschlauch verbleibt, denn

anderenfalls läuft das Wasser bei Senkung des Trichters nicht aus dem Magen zurück. Am Anfang des Spülvorganges bleibt meist Wasser im Magen-Darm-Trakt zurück. Wenn mit den ersten 10 l Wasser gespült worden ist, soll die im Magen-Darm-Trakt verbliebene Menge nicht mehr als 0,5 bis 1 l betragen.

Merke:
Beim Einlaufen des Wassers in den Magen muß jeweils eine Restwassersäule im Trichter bzw. im Verbindungsschlauch verbleiben, damit bei Senkung des Trichters das Wasser spontan wieder aus dem Magen herausläuft.

Der Spülvorgang ist solange durchzuführen wie es aufgrund des Schweregrades der Into-

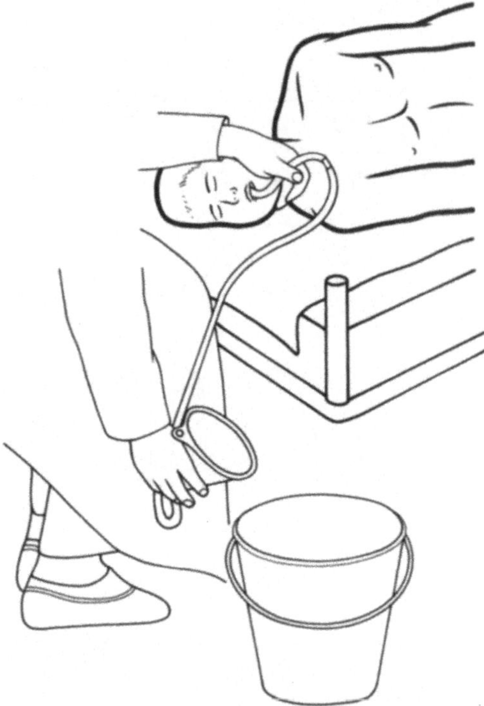

Abb. 2.9. Zum Auslaufen des Mageninhalts wird der Trichter tief unter das Niveau des Magens gehalten und der zurückgeflossene Mageninhalt in einen bereitstehenden Eimer gegossen

xikation und der Toxizität des Giftstoffes indiziert ist (in der Regel 10 bis 60 l Spülflüssigkeit). Es ist falsch, den Spülvorgang beim „Klarwerden des Rückflusses" abzubrechen, denn dieses Klarwerden zeigt meist nur an, daß grobe Nahrungspartikel nicht mehr im Magen vorhanden sind. Ein Giftstoff, der gut wasserlöslich ist, läßt sich dagegen im Rückfluß nicht erkennen. Eine hochtoxische Substanz, die im Milligramm-Bereich wirkt, kann ebenfalls nicht im Rückfluß gesehen werden.

> **Merke:**
> Die Dauer der Magenspülung ist vom Schweregrad der Vergiftung und der Gefährlichkeit des Giftstoffes abhängig. Das Klarwerden des Rückflusses ist kein Grund, die Magenspülung abzubrechen.

Es hat sich sehr bewährt, den Vorgang der Magenspülung durch ein Kneten des Abdomens bzw. Magens zu unterstützen. Der Hel-

fer steht hierbei neben dem Patienten, umfaßt das obere Abdomen und unterstützt das Zurückfließen der Spülflüssigkeit durch knetende Bewegung im Bereich des Magens. Dadurch werden die groben Magenfalten geöffnet, der dort befindliche Giftstoff tritt in die Spülflüssigkeit über und wird so ausgeschwemmt.

> **Merke:**
> Das Kneten des oberen Abdomens beim Ausfließen der Magenspülflüssigkeit kann den Magenentleerungsvorgang deutlich verstärken.

Nach Beendigung des Spülvorganges wird der Magenschlauch abgeklemmt (!) und gleichmäßig langsam herausgezogen. Anschließend ist über eine nasogastrale Verweilsonde Aktivkohle zu instillieren (s. 2.1.3.).

Fehler und Gefahren. „Die Prämedikation mit Atropin wird unterlassen." Dann können durch Vagusreizung gefährliche Hypotonie und Bradykardie ausgelöst werden.
„Das Blubbergeräusch ist nicht zu hören". Dann ist der Magenschlauch nicht richtig plaziert, sondern liegt mit seinem Ende im Tracheobronchialsystem, im Oesophagus oder im Duodenum. Er kann auch abgeknickt und aufgerollt oder verstopft sein.
„Es bleibt keine Flüssigkeitssäule im Verbindungsschlauch oder Trichter zurück." Das gesamte Wasser ist in den Magen eingelaufen und läßt sich nur dann wieder entfernen, wenn es z. B. durch eine Spritze abgesaugt wird.
„Der Rückfluß ist unzureichend." Dann kann durch Überfüllung des Magens Erbrechen ausgelöst werden.
„Der Magenschlauch ist zu dünn". Dann verstopft er leicht durch Speisereste.
„Über den liegenden Magenschlauch wird Aktivkohle (Carbo medicinalis) instilliert" (s. u.). Dann besteht die Gefahr, daß bei einem Zurückziehen des Magenschlauches ein Würge- und Brechreflex beim Patienten ausgelöst wird, so daß dieser die Kohle regurgitiert und evtl. aspiriert. Schwere und thera-

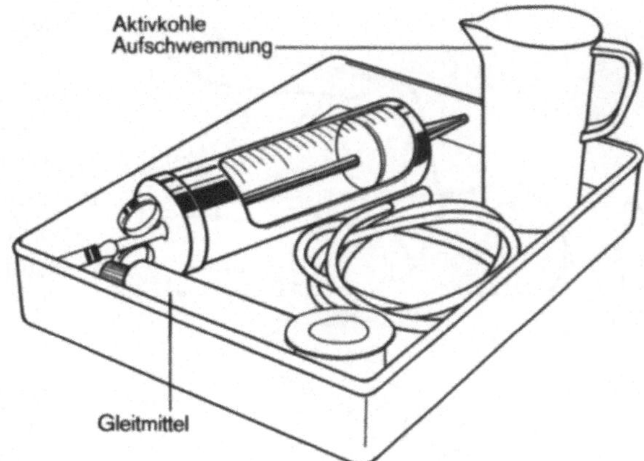

Abb. 2.10. Materialien zur Einführung der nasogastralen Verweilsonde und Instillation von Aktivkohle

peutisch schlecht beherrschbare Fremdkörperpneumonien können die Folge sein.

„Der Magenschlauch wird beim Zurückziehen nicht abgeklemmt." Dann entleert sich beim Zurückziehen das noch im Schlauch vorhandene Wasser und gelangt beim Passieren der Epiglottis in die Trachea, so daß eine Aspiration die Folge ist.

2.1.3. Instillation von Aktivkohle

Aktivkohle (Carbo medicinalis) ist ein universell anwendbarer adsorbierender Wirkstoff (Adsorbens). Sie hat die physikalische Eigenschaft, nahezu alle fett- oder wasserlöslichen Substanzen (sofern sie nicht als dissoziierte Salze vorliegen) durch Adsorption an sich zu binden. Daher ist das Eingeben (Instillation) von Aktivkohle in den Magen bei praktisch allen Vergiftungen im Anschluß an die Magenspülung indiziert. Sie im Anschluß an eine ausgelöste Emesis zu verabfolgen ist in der Regel nicht nötig, denn einerseits handelt es sich in diesen Fällen meistens um leichte Vergiftungen, und andererseits ist es schwierig dem bewußtseinsklaren Patienten genügend große Mengen von Aktivkohle zu verabfolgen. Es gibt andere Stoffe mit ähnlichen Eigenschaften wie z. B. Fuller-Erde bzw. Bentonit, Cholestyramin oder Paraffin-Öl, doch sind sie speziellen Indikationen vorbehalten (s. u.).

Die Instillation von Aktivkohle hat den Sinn, noch (z. B. in den Schleimhautfalten) verblie-

benen Giftstoff im Magen und Dünndarm zu binden und dadurch die Resorption zu verhindern. Der an Aktivkohle gebundene Giftstoff wird dann mit der nicht resorbierbaren Kohle im Kot ausgeschieden. Die Aktivkohle muß in großem Überschuß gegeben werden, d. h. die Dosis muß hoch sein. Sie beträgt 30 bis 40 g pro Erwachsenem.

Merke:

Aktivkohle ist ein universell anwendbares Adsorbens, das in hoher Dosis (30 bis 40 g) im Anschluß an die Magenspülung in dem Magen-Darmtrakt instilliert wird und dort den Giftstoff bindet.

Bei schweren Vergiftungen sollte die Aktivkohle 6stündlich abgesaugt und durch neue ersetzt werden, denn im Laufe der Zeit kann

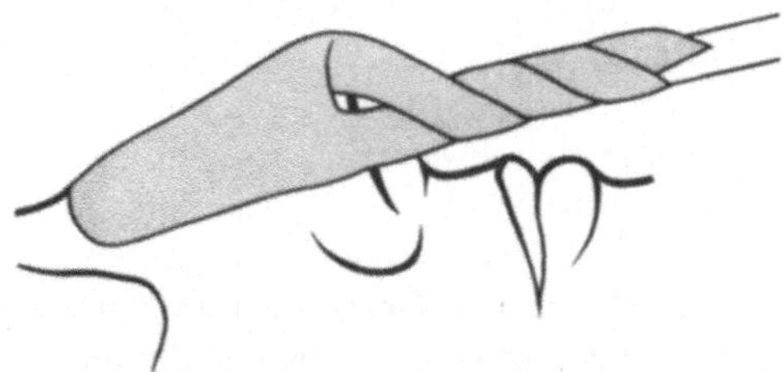

Abb. 2.11. Fixieren der nasogastralen Verweilsonde (Magensonde) mittels Heftpflasterstreifen an der Nase

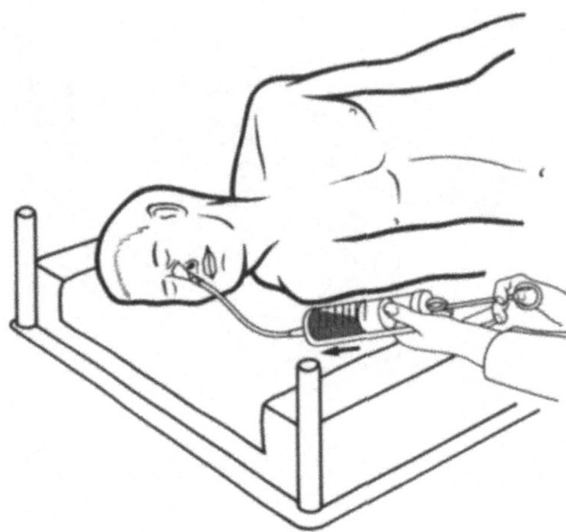

Abb. 2.12. Instillation von Carbo medicinalis über die nasogastrale Verweilsonde

sich der Giftstoff möglicherweise wieder von der Kohle ablösen.
Benötigte Materialien (vgl. Abb. 2.10.):
Plastikgefäß (500 ml) mit 30–40 g Aktivkohleaufschwemmung,
Gleitmittel,
1 „Magenspritze",
1 tiefgekühlte nasogastrale Verweilsonde (Magensonde),
1 Klemme,
Heftpflasterstreifen.
Indikation: Nahezu alle Vergiftungen per os (Ausnahme z. B. durch starke Säuren und Laugen oder stark dissoziierte Salze).
Kontraindikation: Drohende oder eingetretene Perforation des Verdauungstraktes.
Durchführung: Die Aktivkohle liegt entweder gepreßt in Form von Kompretten oder als Pulver bzw. Granulat vor. Wenn sie als Kompretten vorliegt, so muß die Dosis von 30 bis 40 Gramm (120 bis 160 Kompretten) in 400 ml warmem Wasser aufgeschwemmt werden. Diese Aufschwemmung ist dann in eine „Magenspritze" zu füllen. Es wird eine dünne nasogastrale Verweilsonde (Magensonde), die tiefgekühlt dem Gefrierfach entnommen wurde, an den vorderen 10 cm mit Gleitmittel bestrichen und über die Nase in den Magen eingeführt. Dabei gelten prinzipiell die gleichen Richtlinien wie bei der Einführung des

Magenschlauches. Es ist unbedingt auch in diesem Falle die Lage der Magensonde durch Einblasen von Luft zu kontrollieren. Die Magensonde wird dann mit einem Klebestreifen an der Nase fixiert (Abb. 2.11.). Mit der „Magenspritze" wird die Kohleaufschwemmung portionsweise über die Sonde in den Magen instilliert (Abb. 2.12.), anschließend wird die Sonde abgeklemmt.

Merke:
Die Aktivkohle darf nur über eine nasogastrale Verweilsonde und nicht über den Magenschlauch instilliert werden, denn der Magenschlauch muß spätestens nach einigen Stunden wieder gezogen werden, wobei die im Magen befindliche Aktivkohle erbrochen und aspiriert werden kann.

Die nasogastrale Verweilsonde wird solange im Patienten belassen, bis er wieder wach, bzw. die Vergiftung abgeklungen ist. Dann kann sie gefahrlos entfernt werden, denn die Kohle ist zu diesem Zeitpunkt per vias naturales mit dem Kot abgegangen.

Fehler und Gefahren. „Es wird keine tiefgekühlte nasogastrale Verweilsonde verwendet." Dann ist es sehr leicht möglich, daß die Sonde beim Vorschieben abknickt und sich nicht plazieren läßt. In diesen Fällen müssen häufig McGill-Zange und Laryngoskop zu Hilfe genommen werden. Die tiefgekühlte Sonde dagegen ist starr und gleitet gut, da eine oberflächliche Eisschicht rasch schmilzt und die Sonde mit einem feuchten Film überzieht. Das Gleitmittel unterstützt diese Wirkung.
„Die Lage der Sonde wird nicht durch Einblasen von Luft kontrolliert." Dann besteht die Möglichkeit, daß Aktivkohle in das tracheobronchiale System instilliert wird. Die Folge ist eine sehr schwer beherrschbare Fremdkörperpneumonie.
„Es liegt ein (meist paralytischer) Ileus vor". Dann wird die Kohleaufschwemmung nicht weitertransportiert, sondern erbrochen und möglicherweise aspiriert.

„Die Aktivkohle wird nicht über die nasogastrale Verweilsonde sondern über den Magenschlauch instilliert". Dann s. „Fehler und Gefahren" S. 38.

2.1.4. Instillation von Fuller-Erde, Bentonit oder Cholestyramin

Fuller-Erde oder Bentonit (Bentonit APV)[1] bestehen aus einem Gemisch von Mineralien des Erdbodens (Oxide von Erdmetallen), die Unkrautbekämpfungsmittel wie Paraquat oder Diquat gut adsorbieren. Nach neueren Untersuchungen adsorbiert Carbo medicinalis Paraquat und Diquat mindestens ebenso gut, so daß die Aktivkohle bei dieser Vergiftungsart auch eingesetzt werden kann!

Indikation: Vergiftung durch Paraquat oder Diquat (oder Morfamquat, in Deutschland nicht im Handel).

Kontraindikation: Drohende oder eingetretene Perforation des Verdauungstraktes.

Benötigte Materialien:
Tiefgekühlte nasogastrale Verweilsonde,
Gleitmittel,
Plastikgefäß (1 l),
1 Eßlöffel,
1 „Magenspritze",
50 g Fuller-Erde oder Bentonit,
500 ml physiologische Kochsalzlösung.

Durchführung: Im Anschluß an die Magenspülung und nach Einführung der nasogastralen Verweilsonde (wie unter 2.1.3. beschrieben) werden 250 ml einer Aufschwemmung von z. B. Bentonit* (50 g kontinuierlich in 500 ml physiologischer Kochsalzlösung eingerührt) mit Hilfe der „Magenspritze" instilliert.

Da bei dieser Vergiftung auch Diarrhoe erzeugt werden muß, ist anschließend an die Bentonitinstillation eine hypertone Sorbitlösung (s. 2.1.8.) über die gleiche nasogastrale Verweilsonde zu verabfolgen. Es kann auch die Bentonitaufschwemmung kurz vor der

---

1 Bentonit APV d. Fa. Mainland Pharmazeut. Fabrik, Frankfurt/Main kann kostenlos auf Anfrage von der Deutschen ICI, Frankfurt/M. Lyoner Str. 250 bezogen werden.

Applikation mit der Sorbitlösung gemischt werden. Alle 4 h ist diese Kombination von etwa 250 ml Adsorbensaufschwemmung und 100 bis 150 ml Sorbitlösung – langsam innerhalb von 30 min, da es sonst zu Erbrechen kommen kann – erneut zu instillieren; darüber hinaus sind hohe Einläufe wirkungsvoll, da sie die Magen-Darm-Peristaltik beschleunigen (s. 2.1.9.).

Wird eine Darmspülung (vgl. 2.1.7.) durchgeführt, so sind 100 ml Bentonitaufschwemmung 1stündlich im Bypass in den Magen zu instillieren.

Fehler und Gefahren. „Es wird eine andere Flüssigkeit statt physiologischer Kochsalzlösung zur Aufschwemmung verwendet." Dann kann es zu starken Verklumpungen kommen. Besteht eine verminderte Magen-Darm-Peristaltik, muß mit Erbrechen und Aspirationsgefahr gerechnet werden (vgl. 2.1.3.).

„Das Adsorbens wird trotz Perforationsverdacht instilliert." Dann kommt es nach z. B. eingetretener Magenperforation zur akuten Peritonitis.

Bei Vergiftungen durch das Digitalisglykosid Digitoxin, das Antikoagulans Phenprocoumon (Marcumar) oder das Analgetikum Paracetamol hat sich das Adsorbens *Cholestyramin* bewährt (s. 2.2.1.3.).

2.1.5. Instillation von Paraffin-Öl

Dieses Öl hat die Eigenschaft, fettlösliche Giftstoffe in sich zu lösen. Das Öl wird praktisch nicht resorbiert. Die Resorption der fettlöslichen Gifte soll dadurch auch verhindert werden. Leider trifft dies in ausreichendem Maße bei weitem nicht auf alle „fettlöslichen Gifte" zu. Für einige Kohlenwasserstoffe wurde die Wirksamkeit von Paraffinum sub liquidum im Tierversuch geprüft. Das Öl war nur dann wirksam, wenn z. B. Autobenzin verabfolgt wurde und die Gabe von Paraffinum sub liquidum nicht später als 15 bis 20 min nach der Ingestion des Benzins erfolgte. Die Wirksamkeit von Paraffinum sub liquidum erscheint daher zweifelhaft. Gefährliche Nebenwirkungen sind nicht bekannt.

2.1.6. Chemische Umwandlung

Einen Giftstoff im Magen-Darm-Trakt chemisch so umzuwandeln, daß er ungiftig wird, stellt eine ideale Maßnahme der Entgiftung dar. Leider ist dies in praxi nur sehr selten möglich. Bei einer Thallium-Vergiftung („Rattengift") wird die Magenspülung mit 1%iger Natriumjodid(NaJ)-Lösung vorgenommen, und anschließend werden 200 ml NaJ sowie 100 ml Antidotum Metallorum Sauter instilliert, wodurch unlösliche und ungiftige Thalliumverbindungen entstehen. Bei einer Vergiftung durch ein wasserlösliches Bariumsalz ($BaCl_2$) wird Natriumsulfat instilliert und dadurch nicht wasserlösliches unresorbierbares Bariumsulfat ($BaSO_4$) gebildet. Auch die Neutralisationstherapie bei einer Säure- oder Laugenintoxikation kann als chemische Umwandlung bezeichnet werden. Wenn bei einer Säureintoxikation alkalische Äquivalente instilliert werden, so kommt es zur Salzbildung mit der Säure und damit zur chemischen Umwandlung. Analoges gilt, wenn eine Laugenvergiftung mit sauren Äquivalenten behandelt wird. Die dann entstehenden Salze sind nicht mehr giftig. Es muß allerdings bedacht werden, daß z. B. bei einer Säurevergiftung natürlich niemals soviel Lauge (bzw. Säure bei Laugenvergiftung) instilliert werden kann wie nötig ist, da sonst zusätzlich schwere Verätzungen durch die Lauge auftreten. Auch bei Instillation sehr verdünnter Lösungen klagen die Patienten über Schmerzen, so daß eine ausreichende Neutralisation nicht möglich ist. Bei Säurevergiftungen hat sich die Magenspülung mit Pufferlösungen wie Maaloxan oder mit Milch bewährt.

2.1.7. Darmspülung

Die Darmspülung wird im Anschluß an die vollständige Magenentleerung durchgeführt. Es handelt sich um ein Verfahren, das eine fast vollständige Entleerung des Dünn- und Dickdarms ermöglicht. Dieses Verfahren setzt aber voraus, daß keinerlei Hemmung der Magen-Darm-Peristaltik vorliegt. Das heißt, die Darmspülung ist nur bei Vergiftungen in-

diziert, die mit einer normalen oder gesteigerten Peristaltik einhergehen. Da diese Methode auch aufwendig ist, bleibt sie schweren und besonders gefährlichen Vergiftungen vorbehalten. Bei der Darmspülung werden 0,5–1 l Spülflüssigkeit pro Stunde resorbiert, so daß keine forcierte Diurese gleichzeitig durchgeführt werden darf (Hypervolämie!) Es handelt sich um eine spezielle Maßnahme, deren Indikation und Bedeutung bei den entsprechenden Vergiftungen besprochen wird. Das technische Vorgehen wird im folgenden dargestellt.

Indikation: Vergiftungen durch Paraquat und Diquat, Knollenblätterpilze, Digitalisglykoside, Salicylate.

Kontraindikation: Jede Vergiftung mit primär – oder iatrogen sekundär (Alkylphosphate) – verminderter Magen-Darm-Peristaltik, Hypervolämie, schwerer Hypertonie, Niereninsuffizienz, drohendem bzw. manifestem Hirn- oder Lungenödem, Herzinsuffizienz, Elektrolytentgleisung.

Die Methode der Darmspülung wurde von Chirurgen entwickelt, die möglichst Keimfreiheit bei Operationen am Darm benötigten. Gesunde Versuchspersonen erhielten über einen Magenschlauch eine körperwarme physiologische Elektrolytlösung (75 ml/min). Diese große Flüssigkeitsmenge führt zu einer Dehnung des Magens und des Darms, wodurch die Peristaltik angeregt wird. Die Flüssigkeit passiert den Darm so rasch, daß der austretende Darminhalt nach ca. 2 h nahezu wasserklar wird. Die gesunden Versuchspersonen haben diese Art der Darmspülung ohne Beschwerden bei klarem Bewußtsein ertragen. Die so erzielte Keimarmut wurde mit derjenigen verglichen, die durch nicht resorbierbare Antibiotikainstillation in den Darm erzielt wurde. Der Effekt der Darmspülung übertraf denjenigen der Antibiotika.

Dieses Prinzip macht man sich bei Patienten zunutze, die an Vergiftungen leiden, welche die Peristaltik des Darms nicht hemmen. In jedem Fall ist vor Einsetzen dieser Maßnahme die Magen-Darm-Peristaltik durch Auskultation des Abdomens zu kontrollieren.

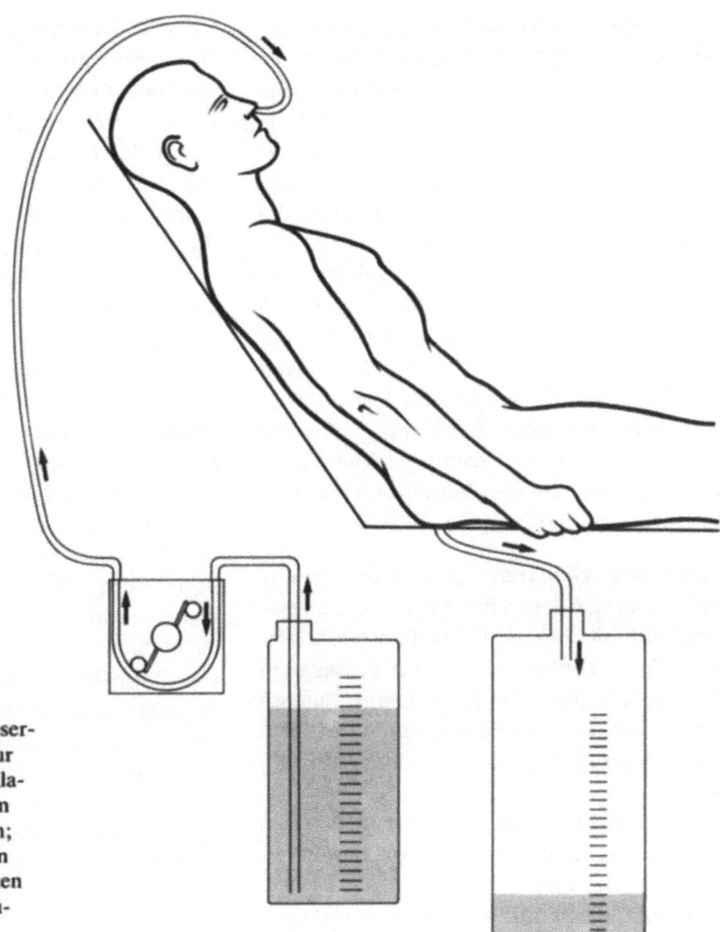

Abb. 2.13. Pumpe, sowie Reservoir- und Auffangkanister zur Darmspülung; bewußtseinsklarer Patient mit ausreichenden Schluck- und Hustenreflexen; bei eingetrübtem Bewußtsein oder abgeschwächten Reflexen muß zuvor endotracheal intubiert werden

Merke:
Eine Darmspülung ist nur dann möglich, wenn der Giftstoff keine hemmenden Wirkungen auf die Magen-Darm-Peristaltik hat. Eine gute Magen-Darm-Peristaltik ist vor Beginn der Magenspülung durch Auskultation des Abdomen zu verifizieren.

Benötigte Materialien:
1 tiefgekühlte nasogastrale Verweilsonde,
1 Peristaltikpumpe (Geschwindigkeitsbereich 50 bis 100 ml/min),
1 Reservoirkanister (10 l),
1 Auffangkanister (10 l),
1 daumendickes Darmrohr (am besten ein Ballon-Darmrohr),
2 × 10 l körperwarme Elektrolytlösung

(6,14 g/l NaCl; 0,75 g/l KCl; 2,94 g/l $NaHCO_3$).

Durchführung: Ein besonderes Risiko der Darmspülung liegt darin, daß die Flüssigkeitsmenge (4,5 l/h) nicht durch die Peristaltik vorwärts getrieben wird, sondern sich staut und über den Oesophagus zurückläuft, so daß sie vom bewußtseinsgetrübten Patienten aspiriert werden kann. Die Aspiration kann nur dann verhindert werden, wenn der Patient intubiert wird.

Merke:
Jeder bewußtseinsgetrübte Patient muß vor Beginn der Darmspülung intubiert werden, um im Falle der Regurgitation die Aspiration zu verhindern.

Die nasogastrale Verweilsonde wird wie beschrieben (vgl. 2.1.3.) eingeführt, ihre Lage durch Einblasen von Luft kontrolliert. Dann wird die Peristaltikpumpe angeschlossen, die mit einer Geschwindigkeit von 75 ml/min die 37 °C warme Elektrolytlösung (s. o.) aus dem Reservoirgefäß ansaugt und in den Magen des Patienten pumpt. Nach etwa 10 bis 20 min kommt es zum ersten Austritt von Darminhalt. Die Verdünnung des Kots erfolgt so rasch, daß nach 2 h der austretende Darminhalt nahezu rein wäßrig ist. Die Flüssigkeit läßt sich durch ein eingelegtes Darmrohr in einen bereitstehenden 10 l-Kanister ableiten (Abb. 2.13.). Es muß damit gerechnet werden, daß von den zugeführten 4,5 l/h etwa 0,5–1 l/h resorbiert werden.

Fehler und Gefahren. „Die Darmspülung wird bei Vergiftungen durchgeführt, die hemmend auf die Magen-Darm-Peristaltik wirken." Dann kommt es nicht zur Passage der Elektrolytlösungen durch den Darm, sondern zum Anstau und zur Regurgitation, wodurch große Aspirationsgefahr für den Patienten besteht.

„Es wird nicht berücksichtigt, daß 0,5–1 l/h resorbiert werden." Dies kann zu einer Überwässerung des Patienten führen.

„Die gute Peristaltik wird nicht vor Beginn der Darmspülung durch Auskultation verifiziert." Dann kann übersehen werden, daß auch bei Vergiftungen die normalerweise nicht peristaltikhemmend wirken, ausnahmsweise eine Magen-Darm-Atonie bestehen kann (Gefahr der Regurgitation und Aspiration).

> **Merke:**
> Bei der Darmspülung muß ständig eine Schwester (Pfleger) anwesend sein, um Ein- und Ausfuhr zu kontrollieren, um die Gefahr der Regurgitation und Aspiration möglichst frühzeitig zu bemerken.

2.1.8. Auslösen von Diarrhö

Dem Erzeugen von Durchfall (Diarrhö) liegt die Vorstellung zugrunde, daß durch die schnelle Darmpassage die Kontaktzeit des Giftstoffes mit der Darmwand so kurz wird, daß der Giftstoff nicht resorbiert werden kann. Diese Vorstellung läßt sich auch verifizieren durch Bestimmungen des Giftstoffgehaltes im austretenden Darminhalt. Das Erzeugen von Durchfall ist daher eine wichtige therapeutische Maßnahme zur Dekontamination des Magen-Darm-Traktes. Leider kann diese Maßnahme nur relativ selten durchgeführt werden, denn die meisten Giftstoffe (Schlafmittel, Tranquillanzien, Antidepressiva, Antipsychotika) führen zur Magen-Darm-Atonie, so daß keine Diarrhö erzeugt werden kann.

Indikation: Vergiftung durch Paraquat, Diquat, Knollenblätterpilze, Paracetamol, Salicylate, Halogen-Kohlenwasserstoffe, Digitalisglykoside, Weckamine sowie Alkylphosphate, wenn die Atropintherapie nicht schon zu einer zu starken Verminderung der Magen-Darm-Peristaltik geführt hat.

Kontraindikation: Vergiftungen, die zu einer Hemmung der Magen-Darm-Peristaltik geführt haben (insbesondere Schlafmittel, Tranquillanzien, trizyklische Antidepressiva, Antipsychotika) und Vergiftungen, bei denen iatrogen eine Hemmung der Magen-Darm-Peristaltik erzeugt wird (hochdosierte Atropintherapie bei Alkylphosphatintoxikation). Außerdem stellen Störungen des inneren Milieus wie z. B. Exsikkose und pathologische Veränderungen im Elektrolyt-Säure-/Basen-Haushalt des Patienten Kontraindikationen dar; sie müssen zuvor korrigiert werden.

Benötigte Materialien:
1 tiefgekühlte nasogastrale Verweilsonde,
Gleitmittel,
Hypertone Sorbitlösung (Karion F, Tutofusin S 40),
1 „Magenspritze",
1 Darmrohr, 1 Sammelkanister.

Durchführung: Im Anschluß an die Magenspülung und Instillation eines Adsorbens ist eine hyperosmolare Sorbitlösung (z. B. 150 ml Karion F, 250 ml Tutofusin S 40) langsam (innerhalb von 20–30 min) in den Magen einlaufen zu lassen. Bei zu schnellem Einlaufen kann es zu schwallartigem Erbrechen kommen.

Die Sorbit-Lösung kann auch mit der Adsorbensaufschwemmung gemischt werden. Die hyperosmolare Lösung führt zu einem raschen Einstrom von Wasser in den Magen-Darm-Trakt, so daß es durch Dehnung zu starker Peristaltikvermehrung und damit zu Diarrhö kommt. Salinische Abführmittel wie Natriumsulfat sind in ihrer Wirkung nicht so sicher.

Der austretende Darminhalt wird über ein Darmrohr in ein Sammelgefäß geleitet. Ist der Darminhalt sehr wäßrig und läuft an dem Darmrohr vorbei, so ist am besten ein Ballondarmrohr zu verwenden, das im Enddarm aufgeblasen wird.

Fehler und Gefahren. Wenn eine toxische Hemmung der Darmperistaltik besteht, dann erfolgt zwar der Flüssigkeitseinstrom in den Magen, aber es kommt nicht zur Diarrhö sondern zu schwallartigem Erbrechen des Mageninhaltes (+ Adsorbens!) mit der Gefahr der Aspiration.

Die Diarrhö führt zu Verlust von Wasser, Elektrolyten und evtl. Veränderungen im Säure-/Basen-Status. Diese Verluste müssen parenteral ausgeglichen werden.

Ein exsikkierter Patient muß vor Beginn des Auslösens der Diarrhö rehydriert werden.

Präexistente Veränderungen im Elektrolyt-Säure-/Basen-Haushalt sind ebenfalls vorher zu korrigieren.

> **Merke:**
> Diarrhö läßt sich nur bei intakter Magen-Darm-Peristaltik auslösen; die intakte Peristaltik muß zuvor durch Auskultation des Abdomen festgestellt worden sein.

2.1.9. Hohe Einläufe

Hohe Einläufe mit 40%iger Sorbitlösung (Karion F, Tutofusin S 40) und einem Klysma wirken anregend auf die Peristaltik des Dünndarms. Sie können daher unterstützend zu Beginn einer Diarrhötherapie eingesetzt werden.

Es ist dagegen nicht zu erwarten, daß durch hohe Einläufe Giftstoffe vor der Resorption eliminiert werden. Die Resorption findet in der Regel im Dünndarm statt, so daß Stoffe, die bis in den Dickdarm gelangt sind, ohnehin nicht mehr resorbiert werden.

2.1.10. Hautreinigung

Auch das Eindringen des Giftstoffes durch die Haut (perkutan) kann zu lebensbedrohlichen Vergiftungen führen. Dies ist besonders bei den Alkylphosphaten und Kohlenwasserstoffen wiederholt beschrieben worden. Zur Dekontamination ist die Hautreinigung erforderlich. Da es sich in diesen Fällen um fettlösliche Giftstoffe handelt, könnte die Vorstellung bestehen, daß zur Hautreinigung auch ein lipophiles Lösungsmittel eingesetzt werden müßte. Dies birgt aber die Gefahr, daß dadurch das Eindringen des Giftstoffes noch verbessert wird. Zur Hautreinigung sollten daher nur viel Wasser und Seife verwendet werden. Die Seife löst den lipophilen Giftstoff von der Haut, so daß er abgespült werden kann. Selbstverständlich ist sämtliche von dem Giftstoff durchtränkte Kleidung sofort zu entfernen.

2.2. Entfernung des Giftstoffes nach der Resorption

Entfernung des Giftstoffes *nach* der Resorption (vgl. Abb. 2.1.) bedeutet Giftelimination aus dem Blut und den Geweben. Die Giftelimination aus den Geweben ist die entscheidende therapeutische Maßnahme, denn eine Vergiftung wird durch Giftwirkungen im Gewebe und nicht im Blut verursacht. Die Giftstoffkonzentration im Blut hat nur deshalb große Bedeutung, weil sie dort bestimmbar ist und man Rückschlüsse auf die Giftstoffkonzentration im Gewebe ziehen kann. Ideal wäre es, Gewebekonzentrationen des Giftstoffes zu messen; dies ist aus naheliegenden Gründen beim Patienten nicht möglich. Blutspiegel allein sind daher nicht aussagefähig, wenn die Wirkung einer Gifteliminationsmaßnahme beurteilt werden soll; Blutspiegel sind nur dann aussagefähig, wenn bekannt ist (z. B. aus Tierversuchen) wie sich die dazugehörigen Gewebespiegel verhalten.

Für dieses Problem ist es von großer Bedeutung zu wissen, wie sich eine Substanz im Körper verteilt. Grundsätzlich gibt es drei Möglichkeiten (vgl. Abb. 2.19.):

1. Eine Substanz verteilt sich fast nur im Blut und strömt kaum in die Gewebe ab. Giftstoffe, die sich so verhalten, sind extrem selten; als Beispiel mag das Antikoagulans Phenprocoumon (Marcumar) gelten, das sich bei therapeutischer Dosierung (!) überwiegend im Blut verteilt.
2. Die Verteilung einer Substanz zwischen Blut und Gewebe ist annähernd gleichmäßig. Dies trifft auf die Schlafmittel (Barbiturate, Bromcarbamide), die sog. milden Analgetika (Pyrazolone), das Digitalisglykosid Digitoxin und die Insektenbekämpfungsmittel Demeton-S-methylsulfoxid und Dimethoat zu (vgl. Abb. 2.19.).
3. Eine Substanz verteilt sich überwiegend in den Geweben, das heißt sie wird in den Geweben angereichert. Dann ist die Blutkonzentration sehr niedrig, die Gewebekonzentration dagegen sehr hoch. Dies trifft z. B. auf die trizyklischen Antidepressiva und das Digitalisglykosid Digoxin zu.

Eine Mittelstellung zwischen den Verteilungsmustern 2. und 3. liegt bei dem Schlafmittel Methaqualon, dem Antiarrythmikum Chinidin und dem Insektenbekämpfungsmittel Parathion (E 605 forte) vor.

Die uns z. Z. zur Verfügung stehenden Eliminationsmaßnahmen entfernen den Giftstoff primär aus dem Blut. Aus dem Gewebe strömt der Giftstoff dann in das Blut nach. Denkbar ungünstige Verhältnisse für eine Eliminationsmaßnahme liegen dann vor, wenn es sich um die dritte Situation handelt, d. h. wenn ein Giftstoff stark im Gewebe angereichert wird. Dann besteht im Körper ein so großes Reservoir, daß bei Senkung der Giftstoffkonzentration im Blut nur sehr wenig Giftstoff eliminiert werden kann.

Die wichtigsten Eliminationsmaßnahmen nach der Resorption bestehen entweder in dem Versuch, die physiologische Elimination z. B. durch Nieren (forcierte Diurese) und Lungen (Hyperventilation) bzw. durch Unterbrechung des enterohepatischen Kreislaufs zu steigern oder mit Hilfe eines extrakorporalen Blutkreislaufs eine künstliche Giftelimination durchzuführen (z. B. Hämoperfusion oder Hämodialyse).

2.2.1. Steigerung der physiologischen Elimination

Grundsätzlich sind diese Maßnahmen risikoarm, aber in der Regel auch weniger effektiv als die extrakorporalen Eliminationsmaßnahmen.

2.2.1.1. Forcierte Diurese

Diese Maßnahme kann immer dann eingesetzt werden, wenn ein Giftstoff in wesentlichen Mengen über die Nieren ausgeschieden wird. Giftstoffe, für die dies zutrifft, müssen wasserlöslich sein, dürfen nicht sehr hoch eiweißgebunden sein, dürfen nicht von den Nieren zu wesentlichen Anteilen wieder reabsorbiert werden und müssen ein Molekulargewicht unter 16 000 haben. Die Vorstellung ist, daß durch Steigerung des Urinflusses auch die insgesamt ausgeschiedene Giftmenge gesteigert wird. Wie dies der Fall sein kann, zeigt Abb. 2.14. Es ist die Abhängigkeit der Clearance des Schlafmittels Phenobarbital vom Urinfluß dargestellt. Es zeigt sich, daß mit steigendem Urinfluß die Clearance zunimmt. In diesem speziellen Beispiel läßt sich eine weitere Steigerung der Clearance dadurch erreichen, daß der Urin alkalisiert wird („alkalische" forcierte Diurese s. u.).

Indikation: Vergiftung durch Barbiturate, Bromcarbamide, Weckamine, Salicylate, Chinin, Chinidin (– mit Einschränkung! – Paraquat und Diquat).

Kontraindikation: Drohendes bzw. manifestes Hirn- oder Lungenödem, latente bzw. manifeste Herzinsuffizienz, Niereninsuffizienz, Hypervolämie, schwere Hypertonie, Elektrolytentgleisung.

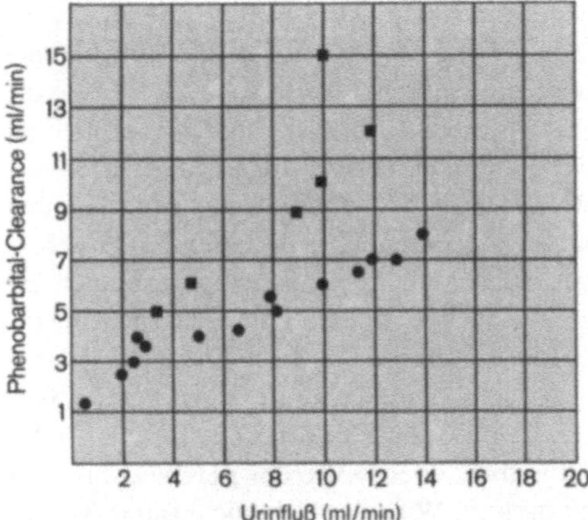

Abb. 2.14. Phenobarbital-Clearance (ml/min) bei normalem (●) und alkalisiertem (■) Urin in Abhängigkeit von der Stärke des Urinflusses (ml/min). Die Steigerung der Phenobarbitalausscheidung mit dem Urinfluß verläuft in dem untersuchten Bereich linear (Korrelationskoeffizient 0,9)

Benötigte Materialien:
Zentraler Venenkatheter,
ZVD-Meßbesteck,
Infusionsbesteck,
Infusionsflaschen mit 500 ml 5%ige Glukose,
Elektrolytkonzentrate (NaCl, KCl, NaHCO$_3$, KHCO$_3$, NH$_4$Cl),
Blasenkatheter (mit Zubehör),
Urinbeutel.

Durchführung: Vor Beginn der forcierten Diurese ist durch ärztliche Untersuchung sicherzustellen, daß keine der o. g. Kontraindikationen besteht; der ZVD muß gemessen sein und darf keinen Anhalt für eine Hypervolämie oder Herzinsuffizienz ergeben; durch Bestimmung der Elektrolyte und harnpflichtigen Substanzen ist auszuschließen, daß Elektrolytverschiebung oder Niereninsuffizienz bestehen. Es wird in der Regel ein Urinfluß von 12 l/24 h durch Infusion von 12 l Elektrolytlösung (500 ml 5%ige Glukose + 45 mval NaCl + 15 mval KCl) pro 24 h erzeugt. Bei dieser „neutralen" forcierten Diurese (Tabelle 2.1.) werden 500 ml der Elektrolytlösung pro h über den zentralen Venenkatheter infundiert. Laborkontrollen (kl. BB, Elektrolyte, harnpflichtige Substanzen) sollen 12stündlich durchgeführt werden. Der Urinfluß ist exakt zu notieren. Wenn die Einfuhr-

Ausfuhr-Bilanz ergibt, daß 500 ml mehr infundiert als ausgeschieden wurden, dann ist der Arzt zu benachrichtigen. In diesem Falle muß nach der Ursache gesucht werden; handelt es sich um eine präexistente Hypovolämie, die im Rahmen z. B. schwerer Schlafmittelvergiftungen nicht selten beobachtet wird, so ist die Flüssigkeitsretention physiologisch; ist dagegen eine latente Niereninsuffizienz die Ursache, so ist sie durch Injektion von 20 bis 40 mg Furosemid (Lasix) zu behandeln. Bei intakter Nierenfunktion ist kein Diuretikum (weder ein Osmodiuretikum noch ein Saluretikum) erforderlich, denn der infundierte Flüssigkeitsüberschuß wird von gesunden Nieren ohne Stimulation wieder ausgeschieden. Die gesamte Urinmenge ist 24stündlich in einem Kanister zu sammeln und eine 50 ml-Probe für die toxikologische Analyse z. B. bei Paraquat- oder Diquatvergiftung zu asservieren.

Die forcierte Diurese wird bis zum Wachwerden des Patienten bzw. bis zum Abklingen anderer Vergiftungserscheinungen fortgeführt. Für einige Substanzen hat sich zeigen lassen, daß die renale Ausscheidung durch Verände-

Tabelle 2.1. Unterschiedliche Zusammensetzung der Infusionsflüssigkeiten, die bei den verschiedenen Arten der forcierten Diurese angewendet werden

---

„Neutrale" forcierte Diurese
500 ml 5% Glukose
+ 45 mval NaCl
+ 15 mval KCl (60 kg Pat.)
(1 mval Cl$^-$ pro kg KG)
pro Stunde, kontinuierlich

„Alkalische" forcierte Diurese
500 ml 5% Glukose
+ 45mval NaHCO$_3$
+ 15 mval KHCO$_3$ (60 kg Pat.)
(1 mval HCO$_3^-$ pro kg KG)
pro Stunde, kontinuierlich

„Saure" forcierte Diurese
500 ml 5% Glukose
+ 60 mval NH$_4$Cl   (60 kg Pat.)
(1 mval NH$_4^+$ pro kg KG)
pro Stunde, max. 4 Std. lang
dann 500 ml 0,9% NaCl
       + 20 mval KCl
    eine Std. lang
dann evtl. erneut „saure" forcierte Diurese

---

rungen des Urin-pH gesteigert werden kann. Durch Zugabe von Natriumbikarbonat läßt sich eine *„alkalische" forcierte Diurese* erzeugen. Durch Alkalisierung des Urins werden *(Langzeit-)Barbiturate* besser ausgeschieden (vgl. Abb. 2.14.); analoges gilt für die *Salicylate.*

Die alkalische forcierte Diurese (Tab. 2.1.) wird dadurch erreicht, daß 500 ml 5%iger Glukose 60 bis 80 mval Natrium- und Kaliumbikarbonat (exakte Dosis 1 mval/kg Körpergewicht) zugesetzt werden. Um etwa die gleichen Mengen von Natrium und Kalium wie bei der „neutralen" forcierten Diurese zu infundieren, empfiehlt es sich, bei einem 60 kg wiegenden Patienten 45 mval Natrium- und 15 mval Kaliumbikarbonat pro Stunde zu verwenden. Der pH-Wert des Urins muß stündlich kontrolliert werden und soll im leicht alkalischen Bereich (pH 7,6–8) liegen. Der arterielle Säure-/Basen-Status im Blut sollte ebenfalls stündlich bestimmt werden, obgleich das Erzeugen der alkalischen forcierten Diurese meist gelingt, denn Bikarbonat ist eine Schwellensubstanz, die bei intakter Nierenfunktion sofort renal eliminiert wird, wenn ein Überschuß im Körper besteht. Da die Zufuhr dieser großen Bikarbonatmengen letztlich aber gefährlich ist (metabolische Alkalose!), sollte die „alkalische" forcierte Diurese nur beim beatmeten Patienten mit schwerer (Langzeit-)Barbiturat- oder Salicylatintoxikation in der akuten Phase durchgeführt werden.

Andere Substanzen werden bei saurem Urin besser ausgeschieden. In diesen Fällen ist eine *„saure" forcierte Diurese* indiziert. Diese saure forcierte Diurese (Tabelle 2.1.) wird bei Vergiftungen durch Weckamine und Chinin bzw. Chinidin eingesetzt. Der pH-Wert des Urins sollte deutlich sauer sein (pH 5–6). Die gesunden Nieren können maximal einen sauren pH-Wert von 4,5 erreichen. Die „saure" forcierte Diurese durchzuführen ist sehr viel schwieriger als die alkalische. 500 ml 5%iger Glukose werden 60 bis 80 mval Ammoniumchlorid (NH_4Cl; exakte Dosis 1 mval pro kg Körpergewicht) zugesetzt. Durch das Ammoniumchlorid wird im Patienten eine metabolische Azidose erzeugt. Die gesunden

Nieren scheiden einen großen Teil der sauren Äquivalente wieder aus. Bei schweren Vergiftungen allerdings besteht sehr häufig eine latente Niereninsuffizienz, die sich noch nicht in der Retention harnpflichtiger Substanzen äußert. Die sehr empfindliche Ausscheidung saurer Äquivalente ist in diesen Fällen schon gestört, so daß der Urin nur unwesentlich angesäuert wird, dagegen eine gefährliche metabolische Azidose im Blut und Gewebe die Folge sein kann! Daher ist unbedingt der Säure-/Basen-Status im arteriellen Blut $^1/_2$- bis 1stündlich, ebenso wie der pH-Wert im Urin zu messen. Wird der Urin nicht sauer, so entsteht eine gefährliche metabolische Azidose. Wenn 4×500 ml der genannten sauren Elektrolytlösung über 4 h infundiert und die sauren Äquivalente nur ungenügend über die Nieren eliminiert wurden, so besteht im Blut ein pH-Wert von etwa 7,2 mit einem negativen Basen-Exzess von etwa minus 10 mval/l. Dies ist spätestens der Zeitpunkt, die saure forcierte Diurese abzubrechen bzw. die Azidose durch Gabe von Natriumbikarbonat wieder auszugleichen. Saure Äquivalente werden von der Niere nicht im Sinne einer Schwellensubstanz filtriert, sondern weitgehend aktiv ausgeschieden. Dieser aktive Prozeß ist sehr empfindlich und bei Vergiftungen schon frühzeitig gestört. Die Dauer der sauren forcierten Diurese sollte zu Beginn 4 h nicht überschreiten. Dann sind in der nächsten Stunde 500 ml einer physiologischen Kochsalzlösung + 20 mval KCl zu infundieren und nach dem Säure-/Basen-Status zu entscheiden, ob mit einer neuen 4stündigen sauren forcierten Diurese begonnen werden kann.

Fehler und Gefahren. Häufigster Fehler ist, daß die forcierte Diurese kritiklos bei Vergiftungen eingesetzt wird, deren Giftstoffe nicht in wesentlichem Ausmaß renal eliminierbar sind. Dies ist der Fall bei Vergiftungen durch Tranquillanzien, Antipsychotika oder Antidepressiva.

„Die Kontraindikationen werden nicht streng beachtet." Dazu ist zu bedenken, daß der Effekt der forcierten Diurese bezüglich der Giftelimination relativ gering ist. Weiterhin können die großen Flüssigkeitsmengen für den

Patienten sehr gefährlich werden, wenn eine Vergiftung besteht, die zu einem Hirn- bzw. Lungenödem führen kann, oder der Patient eine Herz- bzw. Niereninsuffizienz aufweist. Schon wenn der geringste Verdacht besteht, daß eine dieser Störungen vorliegt, darf die forcierte Diurese nicht eingesetzt werden. „Die Ein-Ausfuhr-Bilanz wird nicht exakt berechnet oder das intravasale Volumen (ZVD) wird nicht regelmäßig überwacht." Dann besteht rasch die Gefahr der Überwässerung des Patienten mit Ödembildung in lebenswichtigen Organen.

Merke:
Die alkalische und saure forcierte Diurese stellen erhebliche Eingriffe in den Säure-/Basen-Status dar. Die Steigerung der Giftelimination gegenüber der neutralen forcierten Diurese ist nicht so groß, daß es sich rechtfertigen ließe, den Patienten durch die alkalische oder saure forcierte Diurese zu gefährden. Die Kontrollen des Säure-/Basen-Status müssen in $^1/_2$- bis 1-stündigen Abständen erfolgen. Im Zweifelsfall ist eher auf diese Therapie zu verzichten.

2.2.1.2. Hyperventilation

Durch die Hyperventilation wird die physiologische Elimination über die Lungen gesteigert. In Analogie zur forcierten Diurese der Nieren kann durch die forcierte Atmung der Lungen (Hyperventilation) die abgeatmete Giftstoffmenge gesteigert werden.

Die Hyperventilation kommt grundsätzlich nur dann in Betracht, wenn es sich um einen Giftstoff handelt, der überwiegend über die Lungen ausgeschieden wird. Dies trifft z. B. auf flüchtige organische Lösungsmittel zu. Nachgewiesen werden konnte ein therapeutischer Effekt allerdings nur bei bestimmten organischen Lösungsmitteln, nämlich einigen chlorierten Kohlenwasserstoffen.

Indikation: Vergiftungen mit Tetrachlorkohlenstoff, Dichloräthan, Trichloräthylen, Dichlormethan, Chloroform.

Kontraindikation: Gasaustauschstörungen der Lunge.

Benötigte Materialien (bei Spontanatmung des Patienten):
CO_2-Druckflasche (200 l) mit Reduzierventil und Durchflußmesser,
„O_2-Sonde" zur Gas-Insufflation,
Verbindungsstück zwischen „O_2-Sonde" und Druckflasche,
Asservierungsmaterial (s. 1.5.1.2.),
Gase-/Dämpfe-Schnellnachweis (s. 1.5.2.).

Benötigte Materialien (bei maschinell beatmetem Patienten):
CO_2-Druckflasche (200 l) mit Reduzierventil und Durchflußmesser,
Bypassleitung von Druckflasche zum Respirator,
Asservierungsmaterial (s. 1.5.1.2.),
Gase-/Dämpfe-Asservierungsmaterial (s. 1.5.1.2.).

Durchführung: Es wird ein Atemminutenvolumen von 25 l angestrebt. Dem spontan atmenden Patienten werden aus der CO_2-Druckflasche über die „O_2-Sonde" 2–4 l CO_2/min zugeführt. Dadurch entsteht eine respiratorische Azidose, die einen starken Atemanreiz darstellt.

Beim assistiert maschinell beatmeten Patienten wird das CO_2 der Respirator-Beatmungsluft zugemischt. Beim kontrolliert beatmeten Patienten kann das hohe Minutenvolumen durch entsprechende Einstellungen am Respirator erreicht werden. Trotzdem sollte auch hier CO_2 dem Beatmungsluftgemisch beigegeben werden, damit es nicht zu einer erheblichen respiratorischen Alkalose kommt.

Die „Hyperventilation als Notlösung" zur Behandlung eines Patienten mit Kohlenmonoxid (CO)-Intoxikation wird mit anderer Absicht durchgeführt. In diesem Fall soll ein möglichst hoher Sauerstoffpartialdruck im Blut erreicht werden, um CO vom Hämoglobin zu verdrängen. Die adäquate Therapie ist aber demnach nicht die Hyperventilation sondern die Beatmung mit möglichst hohen Sauerstoffkonzentrationen im Beatmungsluftgemisch bzw. mit reinem Sauerstoff. Nur wenn zusätzlicher Sauerstoff zur Beatmung nicht zur Verfügung steht, kann als Notfallmaßnahme die mechanische Hyperventilation des Patienten z. B. mit dem Ruben-Beutel durchgeführt werden.

2.2.1.3. Unterbrechung
des enterohepatischen Kreislaufs

Ideal wäre es, die Tätigkeit des „Entgiftungs-
organs des Körpers", der Leber, zu forcieren.
Eine Steigerung der Giftstoffelimination
durch die Leber ist aber bisher nicht möglich.
Lediglich die von der Leber über die Galle in
den Darm abgegebene und wieder aus dem
Darm reabsorbierte Menge eines Giftstoffes
kann in einigen Fällen durch Adsorption im
Darm gebunden werden.

Indikation: Digitoxin, Phenprocoumon (Marcumar), trizyklische Antidepressiva.

Kontraindikation: (s. 2.1.3. und 2.1.4.).

Benötigte Materialien: Da die Unterbrechung
des enterohepatischen Kreislaufs durch Instillation von Aktivkohle oder Cholestyramin erfolgt, sei auf die entsprechenden Kapitel,
2.1.3. und 2.1.4., verwiesen.

Durchführung: Wie unter 2.1.3. und 2.1.4.
beschrieben, wird die Instillation dieser Adsorbenzien über eine nasogastrale Verweilsonde vorgenommen. Die Adsorbenzien gelangen entweder durch die physiologische
Magen-Darm-Peristaltik in das Duodenum
oder können direkt in das Duodenum instilliert werden, wenn die nasogastrale Verweilsonde in das obere Duodenum eingeführt
wurde. Die Dosis der Aktivkohle beträgt 30
bis 40 g 6stündlich, die Dosis des Cholestyramin 4 g 8stündlich.

2.2.2. Extrakorporale
Entgiftungsmaßnahmen

Diesen Maßnahmen ist gemeinsam, daß das
Blut des Patienten kontinuierlich entnommen, mit einer „Entgiftungsapparatur" behandelt und rezirkulierend dem Patienten
wieder zugeführt wird. Die klassische Entgif-
tungsmaßnahme ist die Hämodialyse, die aber
in den letzten Jahren von der Hämoperfusion
weitgehend verdrängt worden ist. Die Effektivität der extrakorporalen Entgiftungsmaßnahmen läßt sich durch die Giftstoff-Clearan-
ce ausdrücken, die nach folgender Formel berechnet wird:

$$Cl = \frac{A - V}{A} \times F$$

Cl = „Clearance" (ml/min)

A = „arterielle" Giftstoffkonzentration
vor Hämoperfusions- oder Dialysegerät

V = „venöse" Giftstoffkonzentration
nach Hämoperfusions- oder Dialysegerät

F = „flow", Blutumlaufgeschwindigkeit
(ml/min)

2.2.2.1. Hämoperfusion

Die Fähigkeit von Aktivkohle (Carbo medicinalis), sowohl fettlösliche als auch wasserlösliche Substanzen zu adsorbieren, ist seit nahezu
70 Jahren bekannt. Sie wird daher bei Vergiftungen per os routinemäßig verabreicht, um
Giftstoff im Magen-Darm-Trakt zu binden
(vgl. 2.1.3.). Es war naheliegend zu versuchen, ob nicht auch vergiftetes (kontaminier-
tes) Blut, wenn es über Aktivkohle geleitet
wird, vom Giftstoff befreit werden kann. Derartige Untersuchungen wurden erstmals vor
15 Jahren mit positivem Ergebnis veröffent-
licht. Da bei dieser damals beschriebenen Methode etwa streichholzkopfgroße Kohleparti-
kel (Kohlegranula) mit Blut perfundiert wurden, müßte die korrekte Bezeichnung „Koh-
leperfusion" lauten. Es hat sich aber bei uns
die Bezeichnung „Hämoperfusion" durchge-
setzt.

Zu Beginn der Entwicklung traten intolerable
Nebenwirkungen auf, die der Anwendung der
Kohle-Hämoperfusion in der Klinik entge-
genstanden. Es kam zum Zerbröckeln der
Kohlegranula, zum Einschwemmen in das
Blut und dadurch zu Lungenembolien; darüber hinaus war die Oberfläche der Kohle so
rauh, daß Thrombozyten in großem Ausmaß
haften blieben, woraus nach wenigen Stunden
eine Thrombozytopenie mit hämorrhagischer
Diathese resultierte. Diese Nebenwirkungen
konnten erst 10 Jahre später durch Beschich-
tung der Kohlegranula mit einer Kunststoff-
membran überwunden bzw. vermindert
werden.

Die Hämoperfusion wird zumeist mit 2%
Acrylhydrogel (Haemocol) oder Zellulose
(Adsorba 300 C) beschichteter Aktivkohle
oder mit unbeschichtetem Neutralharz
XAD-4 durchgeführt. Schematisch erfolgt

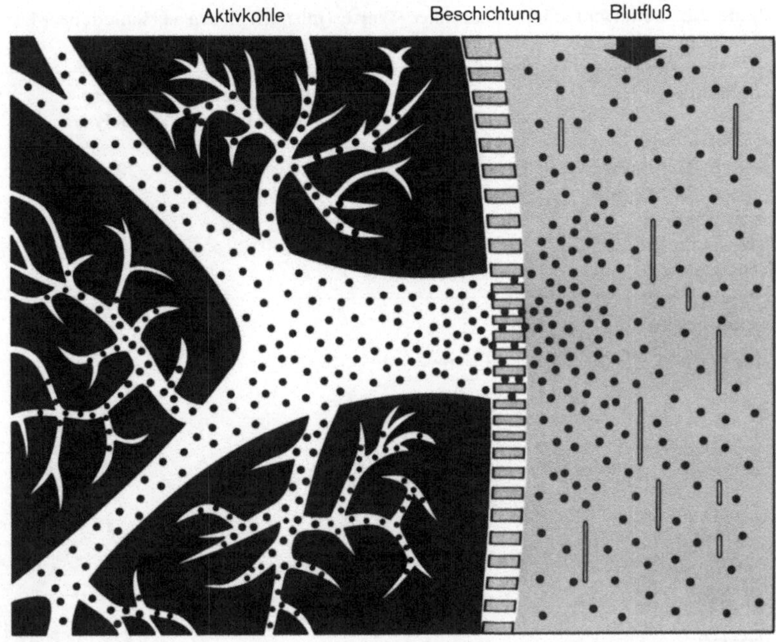

Abb. 2.15. Schematische Darstellung der Adsorption kleinmolekularer Blutbestandteile (z. B. Giftstoff) durch beschichtete Aktivkohle

der Durchtritt kleinmolekularer Substanzen durch die Beschichtungshülle und die Adsorption in der zerklüfteten Kohle wie in Abb. 2.15. dargestellt.

In den letzten Jahren sind auch andere Adsorbenzien auf ihre Verwendbarkeit zur Hämoperfusion untersucht worden. Das neutrale Harz Amberlite XAD-4 wurde bis zur klinischen Anwendbarkeit entwickelt (Haemoresin). Dieses Amberlite XAD-4 weist in vielen Fällen bessere Clearance-Werte auf als die beschichtete Aktivkohle. Für Vergiftungen durch Paraquat, Diquat oder Digitoxin ist es dagegen nicht geeignet. Auch gibt es Hinweise darauf, daß die Adsorption der Thrombocyten durch das Neutralharz stärker ist, so daß der Arzt im Einzelfall entscheiden muß, welchem Hämoperfusionssystem er den Vorzug gibt.

Da die Aktivkohle und das Harz sowohl fettlösliche als auch wasserlösliche Substanzen absorbieren, haben sie gegenüber der Alternativmaßnahme zur Giftelimination, nämlich der extrakorporalen Hämodialyse, eine grundsätzliche Überlegenheit dann, wenn es

sich um fettlösliche, d. h. lipophile, Substanzen handelt, die praktisch nicht dialysabel sind. Aber auch bei gut wasserlöslichen, dialysablen Substanzen ist die Effektivität der Hämoperfusion in der Regel derjenigen der Hämodialyse überlegen. Dies geht u. a. aus dem Clearance-Vergleich, wie in Tabelle 2.2. dargestellt, hervor.

In Abb. 2.16. ist der extrakorporale Blutkreislauf der Hämoperfusion schematisch dargestellt. Die Aktivkohle oder ein anderes Adsorbens befinden sich in einer Kapsel oder Säule wie in Abb. 2.17. wiedergegeben.

Der erste Schritt, um eine Aussage über die Effektivität verschiedener Eliminationsmaßnahmen machen zu können, ist der Vergleich der Clearance-Werte. Die Clearance-Werte geben Auskunft über die Fähigkeit der Methoden, Substanzen aus dem Blut zu eliminieren. Die entscheidende Frage ist jedoch, wieviel des wirksamen Giftes aus den Geweben des Körpers entfernt werden kann, d. h. um wieviel der Gesamtkörperbestand des Giftes vermindert werden kann. Um diese Frage zu beantworten, ist es erforderlich, den zweiten

Tabelle 2.2. Unterschiedliche Clearance-Werte (ml/min) durch verschiedene Methoden der Elimination von Schlafmitteln

Schlafmittel	Forcierte Diurese	Peritoneal-dialyse	Hämo-dialyse	Hämo-perfusion
Kurzzeit-Barbiturate	5	10	20	50–120
Langzeit-Barbiturate	17	10	60	90–120
Bromcarbamide	6–8	?	50–70	110–120
Diäthylpentenamid	8–10	?	50–60	100–175
Methaqualon	?	(8)	23	118–156

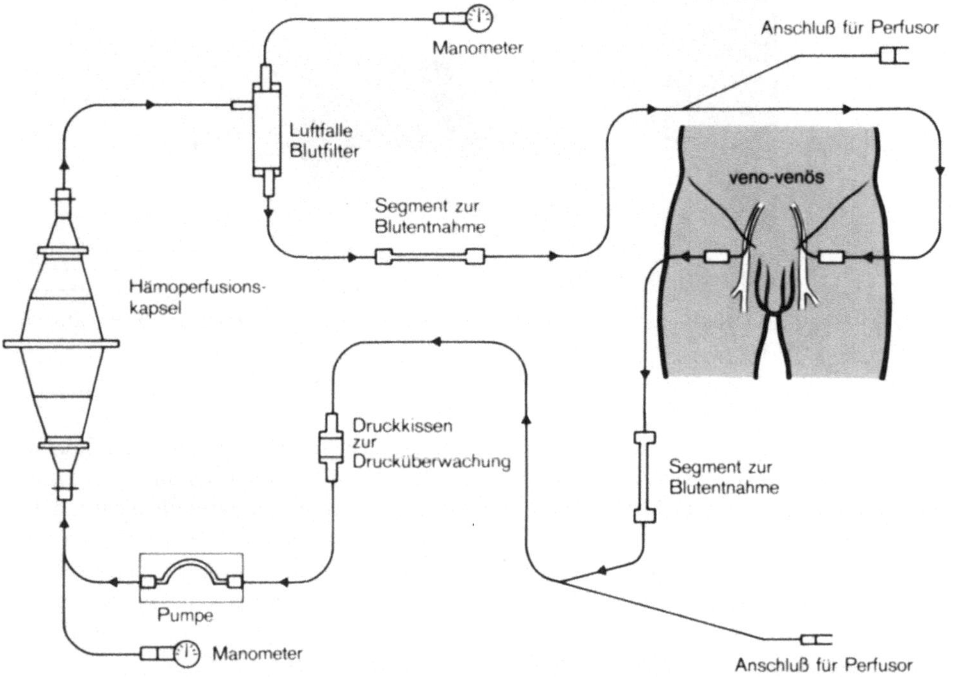

Abb. 2.16. System der extrakorporalen Blutzirkulation bei der Hämoperfusion. Die Gefäßanschlüsse sollten veno-venös erfolgen; über den Perfusor im zuführenden Schenkel wird Heparin, über denjenigen im ableitenden Schenkel Protaminsulfat infundiert

Schritt zu tun, nämlich die eliminierte Gesamtmenge des Giftes zu berechnen. Dies geschieht durch die unten (s. S. 60) angegebene Mengenformel. Sie basiert auf den gleichen Meßwerten (Konzentration des Giftstoffes im Blut *vor* und *nach* der Hämoperfusionssäule, der Blutumlaufgeschwindigkeit und der Zeitdauer der Hämoperfusion) wie sie (bis auf die Zeitdauer) auch für die Clearance-Berechnungen verwendet wurde. Wenn diese Meßwerte graphisch dargestellt werden, so ergibt sich ein Schema wie in Abb. 2.18. Durch die Mengenformel wird „die Fläche unter der Kurve" – so wie sie farbig markiert dargestellt ist – berechnet; sie ist repräsentativ für die an die Kohle bzw. das Harz adsorbierte Giftstoffmenge. Daraus ergibt sich, daß es nicht erforderlich ist, den Giftstoffgehalt an der Kohle oder dem Harz chemisch zu bestimmen.

Die insgesamt eliminierte Giftstoffmenge im Vergleich zum gesamten Körperbestand läßt sich aber nur beurteilen, wenn der gesamte Körperbestand bekannt ist. Dazu müssen Kenntnisse über die Verteilung des Giftstoffes zwischen Blut und Geweben vorliegen.

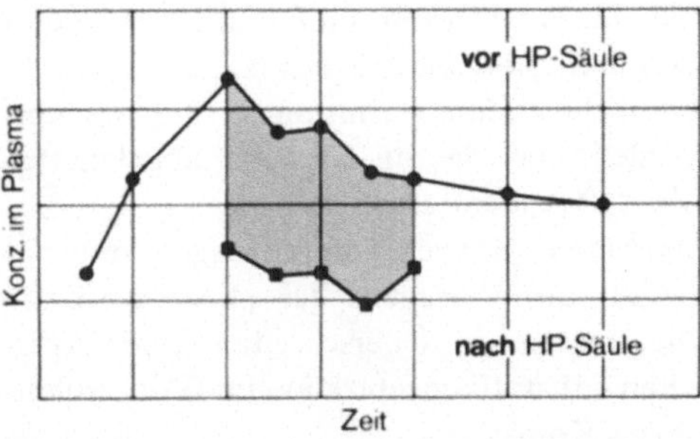

Abb. 2.17. Längsschnitt durch eine Hämoperfusionskapsel, die mit beschichteter Aktivkohle gefüllt ist (Haemocol)

Stoffe, die sich gleichmäßig zwischen Blut und Gewebe verteilen, werden gut durch Hämoperfusion eliminiert, während Stoffe, die stark im Gewebe angereichert werden, kaum effektiv entfernt werden können. In Abb. 2.19. sind derartige Verteilungsmuster und die Möglichkeit der Elimination durch Hämoperfusion dargestellt. Die wichtigsten Schlafmittel, die sog. milden Analgetika vom Typ der Pyrazolone sowie das Digitalisglykosid Digitoxin und die Alkylphosphate Demeton-S-methylsulfoxid (Metasystox R) und Dimethoat (Roxion) sind gut durch Hämoperfusion eliminierbar. Trizyklische Antidepressiva und

Abb. 2.18. Schematische Darstellung von Blutspiegeln eines Giftstoffes *vor* und *nach* der Hämoperfusionssäule; die Fläche zwischen den Werten vor und nach der Säule entspricht der insgesamt eliminierten Menge

Abb. 2.19. Verschiedene Verteilungsmuster von Arzneimitteln und Pflanzenschutzmitteln zwischen Blut und Gewebe sowie die sich daraus ergebenden Möglichkeiten zur Hämoperfusion (HP). Die kleineren Pfeile zwischen Gewebe und Blut im Beispiel „Paraquat und Diquat" sollen das verzögerte Nachströmen aus dem Gewebe zeigen

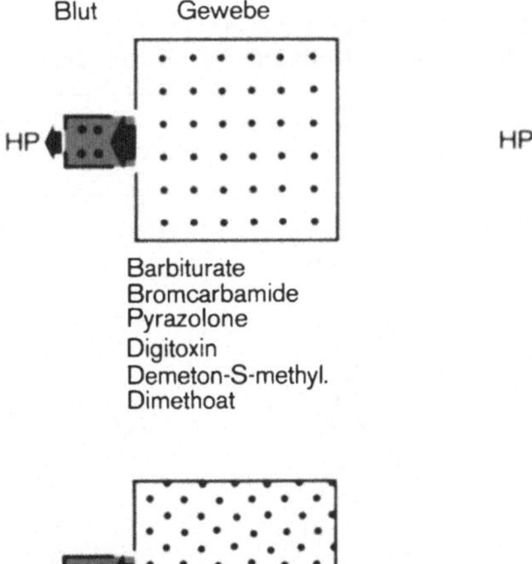

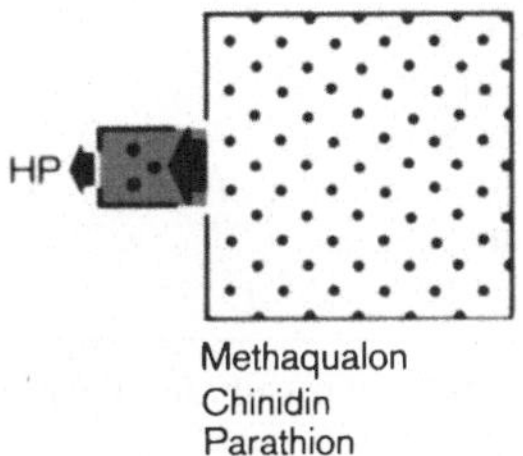

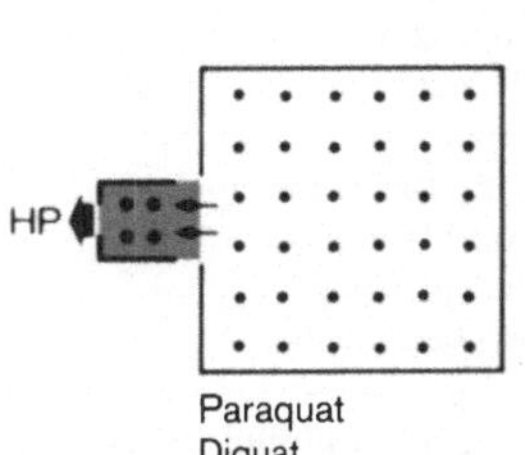

Digoxin dagegen werden so stark im Gewebe angereichert, daß auch eine langdauernde Hämoperfusion nicht imstande ist, wesentliche Giftstoffmengen zu entfernen. Eine Zwischensituation liegt bei dem Schlafmittel Methaqualon (Mandrax), dem Antiarrhythmikum Chinidin (Optochinidin) und dem Alkylphosphat Parathion (E 605 forte) vor, die weniger im Gewebe angereichert werden, so daß eine Hämoperfusion sinnvoll ist. Eine Besonderheit stellen die Unkrautbekämpfungsmittel Paraquat und Diquat dar, die nach 24–48 h so fest im Gewebe haften, daß auch bei Senkung des Blutspiegels nur sehr geringes Nachströmen aus dem Gewebe erfolgt. Die Hämoperfusion muß daher möglichst früh und so oft wie möglich (s. 3.3.2. „Kontinuierliche Hämoperfusion") durchgeführt werden, um die im Gewebe abgelagerten Giftstoffe zu entfernen.

Indikation: Schwere Vergiftungen mit der Gefahr des Versagens der „konservativen" Therapie sowie Überschreiten einer kritischen Giftstoffkonzentration im Blut. Prolongiertes Koma.

Eine schwere Vergiftung zu definieren ist deshalb problematisch, weil die verschiedenen Vergiftungen zu sehr unterschiedlichen Vergiftungsbildern führen können. Allgemein kann aber gelten, daß eine schwere Vergif-

tung dann vorliegt, wenn eine oder mehrere Vitalfunktionen gestört sind; das bedeutet z. B. bei einer Schlafmittel-Intoxikation, daß der Patient tief komatös und/oder ateminsuffizient ist und/oder Zeichen einer Herz-Kreislauf-Insuffizienz aufweist. Eine schwere Digitalis-Intoxikation liegt vor, wenn lebensbedrohliche Herzrhythmus-Störungen bestehen und bei einer Knollenblätterpilzvergiftung wird der Schweregrad durch das Ausmaß des Leberzellverfalls bestimmt. Es ist selbstverständlich, daß die Schwere der Vergiftung mit der Anzahl der Vitalstörungen zunimmt. Wenn das Ausmaß der Vitalstörungen einen Grad angenommen hat, der befürchten läßt, daß die unspezifischen Maßnahmen der Intensivtherapie sowie die Stimulation der körpereigenen Giftstoffelimination nicht mehr ausreichend sein werden, dann ist dies ein wichtiges Argument zum Einsatz der Hämoperfusion.

Ein schweres Vergiftungsbild allein ist allerdings nur dann absolute Indikation zur Hämoperfusion, wenn ausgeschlossen ist, daß es nicht sekundär, z. B. das Koma durch einen zerebralen Schaden (Hirnödem), hervorgerufen ist. Bei akuten Vergiftungen kommt es nicht selten zur Hypoxämie, zerebraler O_2-Minderversorgung und zum Hirnödem. Dieses Hirnödem kann Ursache für ein tiefes Ko-

Tabelle 2.3. Kritische Grenzkonzentrationen von Arzneimitteln und Pflanzenschutzmitteln im Plasma, bei deren Erreichen oder Überschreiten die Indikation zur Hämoperfusion gegeben ist

Toxin	Handelspräparat	Kritische Konzentration im Plasma
Bromcarbamide (+ Metabolite)	Adalin	100 µg/ml
Phenobarbital[a]	Luminal	100 µg/ml
Andere Barbiturate[a]	Evipan	50 µg/ml
Methaqualon[a]	Revonal	40 µg/ml
Gluthetimid[a]	Doriden	40 µg/ml
Paracetamol	Ben-u-ron	200 µg/ml
Salicylate[a]	Aspirin	500 µg/ml
Digitoxin	Digimerck	80 ng/ml
Chinidin	Optochinidin	15 µg/ml
Parathion	E 605 forte	200 ng/ml
Demeton-S-methylsulf.	Metasystox R	3 µg/ml
Dimethoat	Roxion	1 µg/ml
Diquat	Reglone	absolute Indikation
Paraquat	Gramoxone	absolute Indikation

[a] Nach Goulding, R. (1975) Kolloquim – Hämoperfusion über Aktivkohle, Wiss. Information Fresenius Stiftung München

ma, Ateminsuffizienz oder andere Vitalstörungen sein. Wenn dieses Ereignis vor der stationären Aufnahme eingetreten ist, läßt sich beim Vorliegen eines „schweren Vergiftungsbildes" nicht mehr zwischen den Folgen des Hirnödems und direkt toxischen Wirkungen des Giftstoffes unterscheiden. Es ist durchaus möglich, daß ein schweres Vergiftungsbild durch ein Hirnödem vorgetäuscht wird und niedrige Giftstoffkonzentrationen im Blut und Gewebe vorliegen. In diesem Fall kann die Hämoperfusion nicht effektiv sein, denn die Giftstoffkonzentrationen sind ohnehin niedrig und das Hirnödem wird durch Hämoperfusion nicht gebessert.

Daher ist zu fordern, daß zusätzlich zum schweren Vergiftungsbild hohe Giftstoffkonzentrationen im Blut nachgewiesen sein müssen. Dies setzt toxikologische Blutspiegelbestimmung voraus. Wenn sich bei dieser quantitativen Bestimmung erweist, daß eine kritische Giftkonzentration im Plasma überschritten ist, dann ist die Indikation zur Hämoperfusion gegeben. Die in Tabelle 2.3. aufgeführten kritischen Grenzwerte von Giftkonzentrationen im Plasma resultieren aus der Erfahrung, daß oberhalb dieser Werte häufig schwerwiegende Schäden des Patienten oder sogar der exitus letalis aufgetreten sind. Absolute Indikation besteht für die Unkrautbekämpfungsmittel Paraquat und Diquat, denn es kommt darauf an, die Ablagerung auch sehr geringer Mengen im Gewebe zu verhindern.

Zur Zeit ist es noch nicht möglich, überall dort, wo schwere Vergiftungen behandelt werden, kurzfristig auch Bestimmungen der Giftstoffkonzentration im Blut durchzuführen. In dieser Situation kann dann zwangsläufig nur die Schwere der Symptomatik zur Beurteilung herangezogen werden. Auch EEG-Veränderungen erlauben keine Differenzierung zwischen einem Koma direkt toxischer oder anderer (z. B. Hirnödem) Genese.

Während das „schwere Vergiftungsbild" allein zur absoluten Indikation der Hämoperfusion nicht ausreichend sein sollte, kann die überschrittene kritische Konzentration des Giftstoffes im Blut dagegen als alleiniger Grund zur Indikation gewertet werden. In

diesen Fällen toleriert der Organismus z. B. aufgrund einer besonders guten Konstitution die hohen Giftstoffkonzentrationen eben noch, ohne schon vitalbedrohende Organinsuffizienzen aufzuweisen. Da es aber wahrscheinlich ist, daß es im weiteren Vergiftungsverlauf zu derartigen Insuffizienzen kommen kann, sollte diese Verschlechterung nicht abgewartet, sondern die Hämoperfusion frühzeitig begonnen werden.

> **Merke:**
> Indikation zur Hämoperfusion ist idealerweise ein schweres Vergiftungsbild zusammen mit überschrittenen kritisch hohen Grenzkonzentrationen des Giftstoffes im Blut. Die Indikation ist nicht gegeben wenn das „schwere Vergiftungsbild" z. B. durch ein Hirnödem bedingt ist und niedrige Giftkonzentrationen im Blut vorliegen.

Die Liste der Vergiftungen, bei denen die Hämoperfusion indiziert ist, wird ständig erweitert, da immer mehr Erfahrungen gesam-

Tabelle 2.4. *Absolute, gesicherte* oder *fragliche* Indikationen zur Hämoperfusion

Absolut (unabhängig vom Vergiftungsbild, Wirkung gesichert)	*Gesichert* (wirkungsvolle Verminderung der Giftmenge im Körper nachgewiesen; Indikation zur HP wenn kritische Grenzkonz. überschritten)	*Fraglich* (effektive Giftelimination nicht nachgewiesen)
Paraquat	Bromcarbamide	Halogen-Kohlenwasserstoffe
Diquat	Barbiturate	Knollenblätterpilz
	Methaqualon	
	Gluthetimid	
	Paracetamol	
	Salicylate	
	Digitoxin	
	Chinidin	
	Parathion	
	Demeton-S-meth.	
	sulf.	
	Dimethoat	

melt werden. Zur Zeit haben sich Indikationen erarbeiten lassen, so wie sie in Tabelle 2.4. aufgeführt sind.

Weiterhin stellt das prolongierte Koma (mehr als 2–3 Tage) im Sinne des „schweren Vergiftungsbildes" eine Indikation zur Hämoperfusion dar, denn wird das Koma nach dieser Zeit nicht aufgehoben, besteht die Gefahr bleibender cerebraler Schädigung.

Kontraindikation: Die bei der Hämoperfusion verwendeten Adsorbenzien beschichtete Aktivkohle und Neutralharz (Amberlite XAD-4) adsorbieren nicht nur körperfremden Giftstoff sondern auch körpereigene physiologische Substanzen; dies betrifft z. B. die Hormone, Glukose, Aminosäuren, Sauerstoff und Thrombozyten (Elektrolyte werden nicht in nennenswertem Maße adsorbiert). Von den genannten physiologischen Substanzen ist aber das Reservoir im Organismus bzw. die Fähigkeit zu einer Neusynthese (hormonaktive Organe) so groß, daß keine Mangelsymptomatik resultiert. Lediglich die Thrombozyten (!) werden in einem Ausmaß adsorbiert, daß es für den Patienten gefährlich werden kann. Die Neubildung der Thrombozyten verläuft so langsam, daß sie nicht zur Kompensation ausreicht. Es muß damit gerechnet werden, daß bei jeder neu verwendeten Hämoperfusionssäule eine Thrombozytenverminderung von 30 bis 40% vom Ausgangswert auftritt. Wenn die Thrombozytenzahl unter 30000 pro mm^3 sinkt, kann eine bedrohliche hämorrhagische Diathese auftreten. *Die Thrombozytopenie (weniger als 50000 Thrombozyten pro mm^3) ist daher wesentliche Kontraindikation zur Hämoperfusion.* Nur bei Patienten mit extrem schweren Vergiftungen, die ohne Hämoperfusion nur geringe Überlebenschancen hätten, ist es gerechtfertigt unter Cortisonschutz Thrombozytenkonzentrate zu infundieren und dadurch das Unterschreiten der kritischen Thrombozytenzahl (30000 pro mm^3) zu verhindern.

Die Gefahr der Thrombozytopenie ist dann besonders groß, wenn gleichzeitig *Verbrauchskoagulopathie* (VKP) und *disseminierte intravaskuläre Gerinnung* (DIG) bestehen! Möglicherweise aggregieren die Thrombozyten dann leichter in der Hämoperfusionssäule. Die Folgen sind Verstopfung der Säule und Verminderung der Thrombozytenzahl bis zu 80% vom Ausgangswert!

Weitere Kontraindikationen sind fehlende Überwachungsmöglichkeit, alle Zustände, bei denen sich eine Antikoagulation verbietet, und Zustände, die allein durch Hämodialyse behandelt werden können. Wenn erforderlich, dann können Hämodialyse und Hämoperfusion auch gleichzeitig, d. h. hintereinandergeschaltet eingesetzt werden.

Merke:
Wenn eine Vergiftung vorliegt, die einerseits durch einen nicht oder schlecht dialysablen dagegen gut durch Hämoperfusion eliminierbaren Giftstoff hervorgerufen wurde, andererseits aber zusätzliche Gesundheitsstörungen vorliegen, die eine Hämodialyse erforderlich machen, so können beide Methoden kombiniert und Hämoperfusion sowie Hämodialyse im Hauptschluß hintereinander verwendet werden.

Benötigte Materialien (zur Schaffung der Gefäßzugänge):
– steril –
1 Paar Gummihandschuhe,
2 Lochtücher, 1 OP-Abdecktuch,
Jod, Tupfer, Kompressen,
Nahtmaterial, 2 Plastikdreiwegehähne, 20 ml Lokalanästhetikum, 2 Zehnerspritzen, 2 Zwanzigerspritzen, 2 Injektionsnadeln,
100 ml physiologische Kochsalzlösung,
Heparinlösung,
2 Desilet-Bestecke Nr. 8, Shaldon-Katheter,
2 Skalpelle, 1 chirurgische Pinzette,
1 Nadelhalter, 1 Schere,
breiter Heftpflasterstreifen.
– unsteril –
OP-Lampe, Abstelltisch.
Benötigte Materialien (zur Hämoperfusion), vgl. Abb. 2.16.:
Zuführendes – „arterielles" – Schlauchsystem,
abführendes – „venöses" – Schlauchsystem,
Hämoperfusionssäule,
Rollenpumpe (Peristaltikpumpe),

Luftfalle,
Manometer im zuführenden System,
Manometer im abführenden System,
Perfusor mit 2 Spritzen bestückbar oder 2 Perfusoren,
Heparinlösung,
Protaminsulfatlösung,
Schlauchklemme,
4 Kocherklemmen,
1 Zwanzigerspritze,
16–20 Zehnerspritzen,
4 Zweierspritzen,
Reagenzglasständer,
12–18 Reagenzgläser,
Leukosilk-Streifen,
2 l physiologische Kochsalzlösung,
250 ml 5%ige Plasmaproteinlösung,
2 gekreuzte Blutkonserven.

Durchführung (Schaffung der Gefäßzugänge): Da bei der Hämoperfusion zur Behandlung akuter Intoxikationen erwartet werden kann, daß die Behandlung nach wenigen Tagen beendet ist, werden nach Vorbereitung (s. S. 118 [18]) z. B. die Venae femorales kanüliert. Die Hämoperfusion erfolgt also „veno-venös". Dies hat zusätzlich den Vorteil, daß die Hämoperfusion auch bei extrem schweren Vergiftungszuständen mit Schocksymptomatik vorgenommen werden kann. Nach Annähen der Katheter an die Haut der Leistenbeuge wird die Einstichstelle steril abgedeckt und der Katheter zusätzlich mit Plastikstreifen fixiert. Der Dreiwegehahn wird aufgeschraubt und muß frei sichtbar liegen. Die Lumina der Katheter sind mit Heparin und physiologischer Kochsalzlösung zu perfundieren (500 I.E. Heparin pro h).

Fehler und Gefahren. „Der Katheter ist in der Leistenbeuge oder vor dem Dreiwegehahn abgeknickt." Dann ist eine ausreichende extrakorporale Zirkulation nicht möglich.
„Der Katheter wird nicht nach jeder Blutentnahme sorgfältig mit Heparinkochsalzlösung gefüllt oder perfundiert." Dann kommt es zur Thrombosierung.
„Die Verbindungen zwischen Katheter und Hämoperfusions- bzw. Hämodialysesystem sind zu locker und nicht sichtbar." Dann können sich die Verbindungen lösen, und der Patient kann unbemerkt einen lebensbedrohlichen Blutverlust erleiden. In Anbetracht dieser Blutungsgefahr ebenso wegen einer hämorrhagischen Diathese anderer Ursache (z. B. nach Fehlpunktionen) sollten 2 Blutkonserven gekreuzt sein.
„Die sterilen Kautelen werden nicht beachtet." Gefahr der lokalen oder systemischen Infektion.

Durchführung (der Hämoperfusion) (vgl. Abb. 2.16.): Es müssen 2 Blutkonserven gekreuzt sein, Blutbild, Gerinnungsstatus und Thrombozytenzahl vorliegen. Das zuführende Schlauchsystem wird in die Rollenpumpe eingelegt; Manometer und Heparinperfusor werden im Bypass angeschlossen. Das zuführende Schlauchsystem wird mit dem unteren Zugang der Hämoperfusionssäule verbunden, so daß das Blut von unten nach oben strömt. Die Hämoperfusionssäule steht senkrecht in einem Ständer. Das abführende Schlauchsystem enthält den Blutfilter und die Luftfalle, die Schlauchklemme, das zweite Manometer und im Bypass den Protaminsulfatperfusor. In die jeweiligen gummiummantelten Schlauchteile werden Einernadeln eingestochen und jeweils mit einem Dreiwegehahn zur Blutentnahme versehen. An das zuführende Schlauchsystem wird eine sterile Infusionslösung (2 l-Flasche, 0,9%ige NaCl-Lösung + 10 000 Einheiten Heparin) angeschlossen und das gesamte System luftblasenfrei mit der Kochsalzlösung gefüllt. Zu Beginn ist besonders zu beobachten, wie die bereits in der Hämoperfusionssäule vorhandene Kochsalzlösung in das abführende Schlauchsystem übertritt. Dabei ist zu registrieren, ob die austretende Kochsalzlösung klar ist und keine Kohle- oder Harzpartikel enthält. Wenn dies der Fall ist, darf diese Säule nicht verwendet und muß gegen eine andere ausgetauscht werden. Auf der abführenden Seite wird im Blutfilter (oder in der Luftfalle) der Spiegel eingestellt. Das gesamte System wird nun etwa 15 min mit einer Pumpgeschwindigkeit von 100 ml/min durchströmt. Anschließend wird das System mit 250 ml 5%iger Plasmaproteinlösung, die 2000 I.E. Heparin enthält, gefüllt. Dann erfolgt der Anschluß an den Patienten über die jeweiligen Dreiwegehähne der Desilet-Katheter. In Anwesenheit des Arztes wird mit einer langsamen Pumpgeschwindigkeit (50 ml/min) die extrakorporale Zirkulation begonnen. In dieser Phase ist in kurzen Abständen auf Blutdruck- und Pulsveränderungen sowie Veränderungen des Herzrhythmus zu achten (bei besonders kreislauflabilen Patienten ist es ratsam, einen eventuellen passageren Blutdruckabfall durch kurzzeitige Infusion von z. B. Dopamin abzufangen). Die Pumpgeschwindigkeit ist innerhalb von 10 min auf 100 ml/min zu steigern und dann, wenn möglich, konstant bei 200–300 ml/min zu belassen. Grundsätzlich gilt in diesem Geschwindigkeitsbereich, daß die Effektivität (d. h. die Clearance) der Hämoperfusion größer wird, je höher die Blutumlaufgeschwindigkeit ist. Limitiert wird die Blutumlaufgeschwindigkeit durch das Lumen der Katheter und die Stabilität der Venenwand bzw. das intravenöse Blutvolumen. Zur Antikoagulation erhält der Patient systemisch 2000 Einheiten Heparin mit Beginn der Hämoperfusion durch die Plasmaproteinlösung. Weitere 2000 I. E. Heparin gelöst in 10 ml physiol. NaCl erhält er durch langsame Injektion in das zuführende Schlauchsystem während der ersten Blutumläufe. Dann werden mit dem Perfusor 2000 Einheiten Heparin pro h kontinuierlich in das zuführende Schlauchsystem gepumpt und mit einem anderen Perfusor 1500 Einheiten Protaminsulfat pro h direkt in den abführenden Katheter infundiert. Es hat sich nicht bewährt, Heparin einstündlich im Bolus zu injizieren. Sollte es zu lokaler Gerinnung im abführenden Katheter kommen, so kann das Protaminsulfat auch systemisch z. B. über einen Armvenenkatheter infundiert werden. In zweistündigen Abständen müssen im systemischen Blut des Patienten Thrombinzeit und Thrombozytenzahl kontrolliert werden. Die Thrombinzeit sollte nicht mehr als 2–3mal verlängert sein, die Thrombozytenzahl 50 000 pro mm^3 nicht unterschreiten. Eine lokale Thrombosierung in der Säule oder im Schlauchsystem kündet sich durch den Druckanstieg in entsprechenden Manometern an.

Wenn die (Kochsalz-)Plasmaproteinlösung vollständig ausgewaschen und das System mit unverdünntem Blut gefüllt ist (etwa 15 min nach Anschluß der Hämoperfusion), werden die ersten beiden Blutproben (jeweils 10 ml) und die folgenden in zweistündigen Abständen gleichzeitig *vor* und *nach* der Hämoperfusionssäule entnommen und zur toxikologischen Analyse asserviert. Die Röhrchen müssen eindeutig mit Uhrzeit, Datum, Entnahmeort und dem Namen des Patienten beschriftet sein (!). Die Dauer der Hämoperfusion beträgt 6(–8) h. Es ist nicht damit zu rechnen, daß in dieser Zeit die Kohle durch den Giftstoff gesättigt wird und daher keine weitere Adsorption mehr möglich ist. Die Adsorption verschlechtert sich aber trotzdem, weil die Kohle durch Eiweiß und Thrombozyten verklebt und dann vom Blutstrom ausgeschlossen ist oder dadurch eine dichtere Ummantelung erhält, die von dem Giftstoff kaum noch durchdrungen wird.

Die *Überwachung* des Patienten erfolgt so, wie es auch bei der extrakorporalen Hämodialyse üblich ist (s. entsprechende Darstellung im Band: Fortbildung „Hämodialyse"). Das Wiegen des Patienten entfällt, da durch die Hämoperfusion keine Flüssigkeit entzogen wird. Es wird ein Hämoperfusionsprotokoll angelegt, auf dem die Personalien des Patienten, Datum, Uhrzeit, Diagnose, applizierte Medikamente und Infusionslösungen vermerkt werden. Blutdruck, Puls, ZVD, Temperatur und die Blutumlaufgeschwindigkeit sind in ^{1}/₂stündlichen Abständen zu notieren. Die etwa 300 ml extrakorporales Volumen dürfen bei Beendigung der Hämoperfusion nicht in den Patienten gegeben werden, wenn manifeste Herzinsuffizienz oder Hypervolämie bestehen.

Fehler und Gefahren. „Beim Füllen des Hämoperfusionssystems mit der Kochsalz-Heparinlösung bzw. Plasmaproteinlösung oder beim Anschluß des Patienten gelangt Luft in das System." Diese Luft fängt sich zwischen den Kohlegranula in der Hämoperfusionssäule. Alle Kohlegranula, die in einer solchen Luftblase eingeschlossen sind, kommen nicht mehr mit dem Blut in Berührung, so daß sie zur Adsorption nicht zür Verfügung stehen. Dadurch nimmt die Effektivität der

Hämoperfusion erheblich ab. Luft kann (beim Anschluß) in den Patienten verschleppt werden und zur Luftembolie führen.

„Beim ersten Durchströmen der Hämoperfusionssäule mit NaCl-Lösung werden evtl. austretende Partikel des Adsorbers nicht erkannt." Dann können Partikel während der Hämoperfusion zu Embolien, insbesondere gefährlichen Lungenembolien führen.

„Das minimale Laborprogramm (Gerinnungszeit, Thrombozytenzahl, kleines Blutbild, Blutgruppe) wird vor Beginn der Hämoperfusion nicht durchgeführt oder 2 gekreuzte Blutkonserven stehen nicht auf Abruf bereit." Dann werden pathologische Veränderungen übersehen und bei präexistenten Störungen der Blutgerinnung kann die Heparinisierung zu schwerer hämorrhagischer Diathese führen. Eine unerkannte Thrombozytopenie kann durch weiteren Thrombozytenverlust in der Säule ebenfalls zur hämorrhagischen Diathese führen.

Eine präexistente Anämie wird durch die extrakorporale Zirkulation verstärkt. Wenn es zu einer Blutung kommt und kurzfristiger Blutersatz nötig ist, kann wertvolle Zeit verloren gehen.

„Es wird bei einer schweren Intoxikation nicht die Gefahr einer gleichzeitig bestehenden Verbrauchskoagulopathie bedacht." Dann kann schon eine einmalige Hämoperfusion bei anfänglich noch normaler Thrombozytenzahl (aber im Rahmen der Verbrauchskoagulopathie stärker zur Aggregation neigenden Thrombozyten) zu gefährlicher Thrombozytopenie und hämorrhagischer Diathese führen.

„Das System wird nicht mit 5% Plasmaproteinlösung gefüllt." Dann ist die Gefahr des initialen Blutdruckabfalls mit Schocksymptomatik groß.

„Die Manometer werden nicht ständig beobachtet oder die Alarmstufen zu hoch eingestellt." Dann kann eine Thrombosierung im System mit Druckanstieg übersehen werden und das System platzen.

„Die Blutumlaufgeschwindigkeit wird zu niedrig (unter 100 ml/min) eingestellt." Dann ist die Effektivität der Hämoperfusion gering.

„Die Blutentnahmen erfolgen nicht gleichzeitig vor und nach der Hämoperfusionssäule, sondern entweder systemisch oder nur vor der Säule." Dann können die Clearance-Werte oder die adsorbierte Giftmenge nicht berechnet und die Effektivität der Hämoperfusion nicht beurteilt werden.

„Es wird keine regionale Heparinisierung durchgeführt, oder Heparin jeweils im Bolus injiziert." Dann muß mit starken Gerinnungsschwankungen sowohl im Sinne einer Hyperkoagulabilität als auch einer Hypokoagulabilität gerechnet werden.

2.2.2.2. Hämodialyse, Ultrafiltration, Plasmaseparation

Die korrekte Bezeichnung lautet „extrakorporale Hämodialyse", mit der dieses Verfahren gegenüber der „intrakorporalen Hämodialyse", nämlich der **Peritonealdialyse** (s. 2.2.3.1.) abgegrenzt wird. Üblicherweise wird jedoch nur die kurze Bezeichnung „Hämodialyse" verwendet. Das Prinzip der Hämodialyse, sei es mit Spulen, Platten oder Kapillaren besteht darin, daß eine semipermeable Membran das Blut des Patienten von einer umgebenden wäßrigen Elektrolytlösung (Dialysat) trennt. Die semipermeable Membran ist nur für Wasser und alle kleinmolekularen im Wasser (Dialysat oder Plasmawasser) gelösten Stoffe durchlässig. Durch Diffusion treten die im Plasmawasser gelösten Substanzen in das Dialysat über. Dem Dialysat werden vor der Hämodialyse diejenigen physiologischen Substanzen zugesetzt, die nicht aus dem Blut entfernt werden sollen. Das Dialysat wird kontinuierlich erneuert, wodurch eine maximale Differenz der Giftstoffkonzentration zwischen Blut und Dialysat aufrechterhalten und der Abstrom des Giftes aus dem Blut möglich wird. Die Effektivität der Hämodialyse bezüglich der Giftstoffelimination ist ausnahmslos größer als die der forcierten Diurese oder der Peritonealdialyse. Die Effektivität der Hämodialyse ist aber in der Regel geringer als diejenige der Hämoperfusion. Als Beispiel sind die Clearance-Werte der einzelnen Behandlungsmethoden in Tabelle 2.2. vergleichend dargestellt.

Indikation: Schwere Vergiftungen (s. Definition 2.2.2.1.) durch z. B. Barbiturate, Bromcarbamide, Salicylate oder Alkohol; wenn Gründe bestehen, die Hämoperfusion nicht durchzuführen oder bei gleichzeitigem Vorliegen von Niereninsuffizienz, Hyperhydratation, schwer zu beeinflußender Elektrolyt-/Säure-Basen-Störung.

Absolute Kontraindikation: Nicht dialysabler Giftstoff, hämorrhagische Diathese, manifester hypovolämischer Schock (während z. B. der toxisch bedingte kardiogene Schock gebessert werden kann; vgl. 1.6.2.3.).

Relative Kontraindikation: Überlegenheit der Hämoperfusion.

Benötigte Materialien und **Durchführung:** Die Hämodialyse zur Elimination körperfremder Giftstoffe unterscheidet sich praktisch nicht von der Hämodialyse zur Elimination körpereigener Giftstoffe z. B. der harnpflichtigen Substanzen bei Niereninsuffizienz.

Folgende *Besonderheiten* sind aber zu erwähnen: Da die Hämodialyse zur Entgiftung meist nur wenige Tage durchgeführt werden muß, ist ein arterio-venöser Shunt nicht erforderlich. Es ist ausreichend, z. B. die venae femorales beidseitig mit einem Desilet-Besteck Nr. 8 oder einem Shaldon-Katheter zu kanülieren und somit veno-venös zu dialysieren; auch die Punktion nur einer Vene und Anwendung der „Single-needle-Technik" ist möglich. Diese Katheter können – perfundiert mit Heparin-Kochsalzlösung – mehrere Tage belassen werden.

Die Blutspiegelkonzentrationen unter der Hämodialyse sind zur Verlaufs- und Therapiekontrolle sehr wichtig. Daher müssen in zweistündlichen Abständen vor und nach dem Dialysegerät jeweils 10 ml Blut entnommen und zur toxikologischen Analyse asserviert werden. Zusammen mit der Blutumlaufgeschwindigkeit, die im Dialyseprotokoll einstündlich zu notieren ist, kann die Clearance (s. o.) oder besser die insgesamt eliminierte Giftstoffmenge nach folgender Formel berechnet werden:

$$M = F \sum_{t=o}^{t=T} \tfrac{1}{2}\, t\,([A - V]_1 + [A - V]_2)$$

M = „**M**enge", die eliminiert wurde

F = „**f**low", Blutumlaufgeschwindigkeit (ml/min)

t = „**t**ime", Zeitintervall von $[A - V]_1$ bis $[A - V]_2$

T = „**T**ime", Zeitdauer der Hämodialyse oder Hämoperfusion

$[A - V]_1$ = „**a**rterio-**v**enöse" (bzw. veno-venöse) Konzentrationsdifferenz zum Zeitpunkt 1

$[A - V]_2$ = „**a**rterio-**v**enöse" (bzw. veno-venöse) Konzentrationsdifferenz zum Zeitpunkt 2

Die Dialysedauer zur Giftelimination beträgt in der Regel 8 h. Da bei akuten Vergiftungen innerhalb der ersten Tage meist noch erhebliche Nachresorptionen aus dem Magen-Darm-Trakt stattfinden, empfiehlt es sich, die Hämodialyse zu wiederholen.

Fehler und Gefahren. Es bestehen keine wesentlichen Unterschiede zur Akut-Hämodialyse bei anderen Indikationen, so daß auf die entsprechende Darstellung im Fortbildungsband „Hämodialyse" verwiesen wird.

Ultrafiltration (Hämofiltration, Diafiltration). Dies ist ein Verfahren, bei dem ein bekannter Effekt der Hämodialyse, nämlich durch Ultrafiltration einen Flüssigkeitsentzug vorzunehmen, besonders intensiviert wird. Diese Apparaturen sind so aufgebaut, daß eine Ultrafiltration von 100 bis 300 ml/min (!) möglich ist. Diese großen Flüssigkeitsmengen werden durch kontinuierliche Zuführung physiologischer „giftfreier" Elektrolytlösung wieder ausgeglichen. Das Verfahren eignet sich besonders gut zur Behandlung der Hyperhydratation und Hypertonie. Es wird auch mit gutem Erfolg zur allgemeinen Behandlung der Niereninsuffizienz eingesetzt. Erfahrungen zur Behandlung akuter Vergiftungen liegen noch nicht ausreichend vor. Es kann aber erwartet werden, daß alle wasserlöslichen Giftstoffe ohne wesentliche Eiweißbindung mit einer sehr guten Clearance, nämlich 100 bis 300 ml/min, durch Ultrafiltration eliminiert werden können.

Plasmaseparation. Bei diesem Verfahren wird das Plasma von den korpuskulären Blutbestandteilen durch eine poröse Membran getrennt und neues Plasma (Albumine, Globuline und Elektrolytlösung) ersetzt; es könnte bei hoch-eiweißgebundenen Giften (Digitoxin, Phenylbutazon) wirkungsvoll sein; klinische Erfahrungen fehlen noch.

2.2.3. Sonstige Entgiftungsmaßnahmen

Es handelt sich um Entgiftungsmaßnahmen, deren Anwendung kaum noch gerechtfertigt ist.

2.2.3.1. Peritonealdialyse

Die Peritonealdialyse ist eine intrakorporale Hämodialyse; auch bei dieser Maßnahme wird das Blut gegen eine physiologische Elektrolytlösung dialysiert. Die Dialysemembranen sind die Wand der Blutgefäße und das Peritoneum. Eine in Analogie zum Dialysat zusammengesetzte Elektrolytlösung wird in die freie Bauchhöhle infundiert und über ein abführendes Schlauchsystem aus der Bauchhöhle wieder abgelassen. Besondere Gefahr ist die Peritonitis. Die Effektivität dieser Maßnahme ist gering. Wie in Tabelle 2.2. dargestellt, wird die Peritonealdialyse von der extrakorporalen Hämodialyse und der Hämoperfusion deutlich übertroffen. Die Substanzen, die durch die Peritonealdialyse eliminierbar sind, entsprechen denen, die auch durch extrakorporale Hämodialyse eliminiert werden können. Wegen der geringen Effektivität sollte aber die Peritonealdialyse nur in den Sonderfällen eingesetzt werden, in denen eine extrakorporale Hämodialyse nicht möglich ist.

2.2.3.2. Blutaustauschtransfusion

Bei vordergründiger Überlegung scheint die Blutaustauschtransfusion eine ideale Maßnahme der Entgiftung zu sein. Das „vergiftete Blut" wird entfernt und gegen neues ausgetauscht. Da aber bekanntlich nicht die Giftstoffkonzentration im Blut, sondern im Gewebe für die Vergiftung verantwortlich ist, erfolgt die therapeutische Maßnahme an der „falschen Stelle". Auch ein sehr aufwendiger Blutaustausch mit 20–30 l Blut (beim Erwachsenen) kann unter den theoretisch günstigsten Bedingungen nicht effektiver sein als eine 2–3stündige Hämoperfusion (wenn der Giftstoff gut adsorbiert wird). Die Blutaustauschtransfusion birgt darüber hinaus besonders die Gefahren der allergischen Unverträglichkeitsreaktion, der Hepatitis sowie der Störungen im Elektrolythaushalt und der Blutgerinnung. Sie ist daher nur bei Vergiftungen indiziert, deren Giftstoffe kaum die Blutbahn verlassen oder bei Vergiftungen, bei denen das Blut zerstört wird (dann allerdings ist die Indikation nicht die Entgiftung sondern der Ersatz des zerstörten Blutes).

Tabelle 2.5. Vergiftungen in alphabetischer Reihenfolge, bei denen ein Gegenmittel (Antidot) eingesetzt werden kann; der Wirkungsmechanismus ist unterschiedlich

Gift	Antidot	Wirkungs-mechanismus	Gift	Antidot	Wirkungs-mechanismus
Alkylphos-phate (Insek-tizide) „Typ E 605"	Atropin i. v.	Aufhebung der muscarinartigen Acetylcholin-wirkungen,	Antipsycho-tika	Biperiden-Lactat i. v. (Akineton)	Aufhebung der extrapyramid. Symptom. („Parkinso-nismus")
	Toxogonin i. v.	Cholinesterase-reaktivierung	Nitrit	s. Anilin	Methämoglo-binreduzierung
Anilin	Toluidinblau i. v.	Methämoglo-binreduzierung	Opiate	Naloxon HCl i. v./i. m. (Narcanti)	kompetitiver Antagonismus
	Thionin i. v. (Katalysin)	Methämoglo-binreduzierung	Paracetamol	L-Methionin oral N-Acetylcystein (Fluimucil) i. v.	Vorstufe des Glutathions zur Kopplung
Antidepressi-va, trizykli-sche	Physostigmin i. v. (Antilirium)	Aufhebung der parasympatho-lytischen Wir-kungen	Quecksilber	Dimercaprol i. m. (Sulfactin)	Chelatbildung
Arsen	Dimercaprol i. m. (Sulfactin)	Chelatbildung	Reizgase	Dexamethason inhal. (Auxiloson, Dos. Aeros.)	Verminderung der Gefäßper-meabilität
Blausäure	N, N-Dimethyl-p-aminophenol i. v. (DMAP)	Methämoglo-binbildung		Parasym. lyt. inhal. (Atrovent, Dos. Aeros.)	Verminderung der Broncho-konstriktion
	Co-EDTA i. v. (Kelocyanor)	Komplexbil-dung	Stickstoff-monoxid	s. Anilin	Methämoglo-binreduzierung
	Na-Thiosulfat i. v. (S-hydril)	Bildung von Rhodanid	Thallium	Eisen (III)-He-xacyanoferrat (II) = Berliner Blau oral (Anti-dotum Thallii-Heyl)	Komplexbil-dung
Blei	EDTA i. v. (Calciumedetat Heyl) Penicill-amin oral (Me-talcaptase)	Chelatbildung			
Eisen	Desferoxamin i. v./i. m. (Desferal)	Chelatbildung			
Kohlen-monoxid	Sauerstoff inhal.	Verdrängung des CO vom Hb			
Methylalkohol	Äthylalkohol i. v.	Substratkonkur-renz			

2.2.4. Antidottherapie

Nach Gegenmitteln (Antidot; schlechte Bezeichnung: „Gegengift") wird schon seit Jahrhunderten gesucht. Nur in Ausnahmefällen gibt es tatsächlich wirksame Gegenmittel. Sie spielen daher in der klinischen Toxikologie eine untergeordnete Rolle. In jedem Falle stellen sie nur eine Maßnahme dar, die die allgemeine Intensivtherapie bzw. die spezielle Entgiftung unterstützt. Antidote werden zur Hemmung der Giftwirkung oder zur Giftbindung eingesetzt und haben einen sehr unterschiedlichen Wirkungsmechanismus. In Tabelle 2.5. sind Vergiftungen, einsetzbare Antidote und deren Wirkungsmechanismus aufgelistet. Wie der Tabelle zu entnehmen ist, handelt es sich um seltene Vergiftungen, die mit einem Antidot behandelt werden können. Wichtig, weil sie bei einem großen Krankengut von etwa 300 Vergiftungen pro Jahr durchaus mehrere Male benötigt werden können, sind die Antidote zur Behandlung der Vergiftungen durch Alkylphosphate, trizyklische Antidepressiva, Kohlenmonoxid, Opiate und Reizgase. Es sei aber noch einmal betont, daß es in keinem dieser Fälle so ist, daß ein entsprechendes Antidot injiziert wird und die Vergiftung damit beherrscht ist. Die allgemeine Intensivtherapie und die spezielle Entgiftung sind auch in diesen Fällen unumgänglich. In Tabelle 2.6. sind die Antidote in alphabetischer Reihenfolge aufgelistet.

Merke:
Nur bei einigen seltenen Vergiftungen kann ein wirksames Antidot eingesetzt werden; dies macht in keinem der Fälle die allgemeine Intensivtherapie und die spezifischen Maßnahmen zur Entgiftung überflüssig.

Tabelle 2.6. Gegenmittel (Antidote) in alphabetischer Reihenfolge, die bei akuten Vergiftungen eingesetzt werden können und deshalb bevorratet sein sollen

Antidot	Vergiftung
Äthylalkohol pro Infusione	Methylalkohol
Atrovent (Dos. Aer.)	Reizgase
Atropin	Alkylphosphate, Carbamate, Riß-, Hexen-, Satanspilz
Auxiloson (Dos. Aer.)	Reizgase
Berliner Blau (Antidotum Thallii-Heyl)	Thallium
Biperiden-Laktat (Akineton)	Antipsychotika
Calcium-Na$_2$ EDTA (Calciumedetat Heyl)	Pb, U, Mn, Co, Cu, Zn
Co-EDTA (Kelocyanor)	Blausäure und -salze
Deferoxamin (Desferal)	Eisen
Dimercaprol (Sulfactin)	As, Hg, Zn, Ni, Sb, Au
Eisen(III) Hexacyanoferrat(II)(Antidotum Thallii-Heyl)	Thallium
Methionin	Paracetamol
N-Acetylcystein (Fluimucil)	Paracetamol
Naloxon HCl (Narcanti)	Morphin, Morphinabkömmlinge, Pentazozin
Natriumthiosulfat (S-hydril)	Blausäure, -salze,
N, N-Dimethyl-p-aminophenol (DMAP, Dr. Franz Köhler Chemie)	Blausäure, -salze
Obidoxim (Toxogonin)	Alkylphosphate (E 605 forte) u. ä.
Penicillamin (Metalcaptase)	Cu, Au, Hg, Pb, Co, Zn
Physostigminsalizylat (Antilirium)	Trizyklische Antidepressiva
Sauerstoff	Kohlenmonoxid
Thionin (Katalysin)	Anilin, Nitrit, NO
Toluidinblau (Toluidinblau Köhler Chemie)	Anilin, Nitrit, NO

Vergiftungen – Entgiftung, speziell

3. Symptomatik und Therapie spezieller Vergiftungen

Da jeder Stoff und jedes Stoffgemisch in Abhängigkeit von der Dosis zu einer Vergiftung führen kann, ist die Zahl der möglichen Vergiftungen unendlich groß. Im folgenden werden die Vergiftungen besprochen, die in der Klinik entweder häufig auftreten oder die – wenn sie relativ selten sind – ganz besondere Kenntnisse über Symptomatik und Therapie erfordern. Die Vergiftungen werden systematisch nach folgendem Muster abgehandelt: **(D)** Möglichkeiten der sicheren Diagnosestellung, **(S)** Symptomatik der Vergiftung, unterteilt in *zentrales Nervensystem, kardiovaskuläres System, andere Organe* sowie **(T)** Therapie. Besonders betont und in Merksätzen herausgestellt werden Besonderheiten, die bei der jeweiligen Vergiftungsart zu beachten sind. Weitere Einzelheiten und eine ausführliche Literaturdokumentation finden sich bei Okonek u. Mitarb. 1979 [19] sowie bei Okonek u. Baum 1980 [20] (s. S. 118).

Die Unterteilung der wichtigsten Vergiftungen und ihre Häufigkeit wurden in Abb. 1.1., Kap. 1.1., dargestellt.

3.1. Arzneimittel

Die häufigste Vergiftungsart des Erwachsenen ist diejenige durch Arzneimittel (vgl. Abb. 1.1.). Von den Arzneimittelvergiftungen wiederum sind 90% durch Schlafmittel (Hypnotika) und auf die Psyche wirkende Arzneimittel (Psychopharmaka) bedingt. Davon entfallen $^2/_3$ auf die Hypnotika und $^1/_3$ auf die Psychopharmaka. Die häufigste Vergiftung in den letzten Jahren in Deutschland war diejenige durch die rezeptfreien Bromcarbamide. Nachdem diese Arzneimittel 1978 rezeptpflichtig geworden sind, ist ihr Anteil an

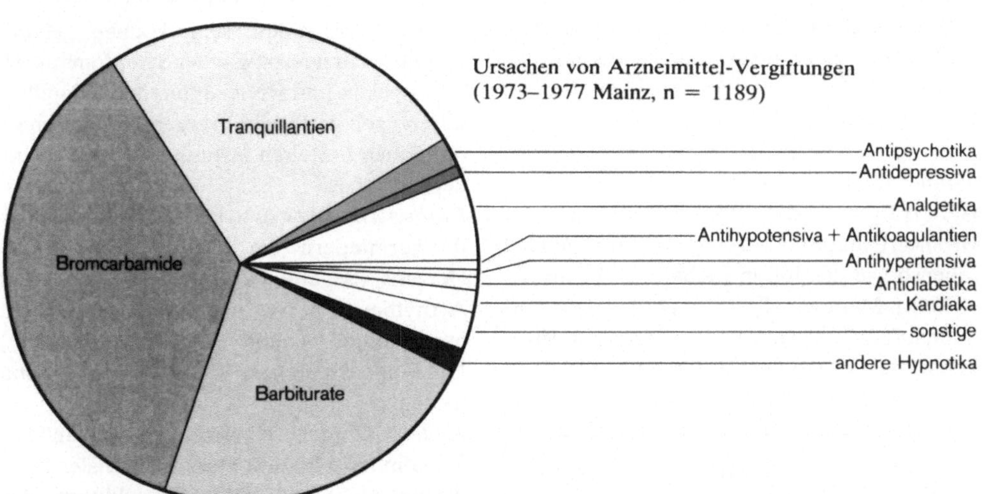

Abb. 3.1. Verteilung von Arzneimitteln, die von 1973 bis 1977 zu akuten Vergiftungen (n = 1189) geführt haben und im Zentrum für Entgiftung und Giftinformation der II. Medizinischen Klinik und Poliklinik der Universität Mainz behandelt wurden. Die Diagnosen wurden durch toxikologischen Nachweis des Giftstoffes gesichert

den Vergiftungen rasch zurückgegangen. Die Verteilung der einzelnen Arzneimittel bis 1977 ist in Abb. 3.1. wiedergegeben.

3.1.1. Schlafmittel

Schlafmittel (Hypnotika) führen in geringer Dosis zur Beruhigung (Sedierung), in höherer Dosis zum erweckbaren Schlaf und in sehr hoher Dosis zum nicht erweckbaren Schlaf (Narkose) bzw. zum tiefen Koma.

Von den akuten Arzneimittel-Vergiftungen werden 59,5% durch Hypnotika hervorgerufen.

3.1.1.1. Bromcarbamide

Es waren bisher rezeptfreie Schlafmittel, die ab Januar 1978 rezeptpflichtig geworden sind. Der Grund für die Rezeptfreiheit war die Annahme, daß diese Mittel weniger gefährlich als die rezeptpflichtigen Barbiturate seien. Diese Annahme hat sich aber nicht bestätigt (im Gegenteil: tödliche Vergiftungen durch Bromcarbamide sind bei uns häufiger als durch Barbiturate). Die am häufigsten verwendeten Handelspräparate, die Bromcarbamide einzeln oder im Gemisch enthalten, sind: Adalin, Staurodorm, Bromural, Rebuso. In einigen Präparaten wurde das Bromcarbamid durch ein anderes Schlafmittel (Diäthylpentenamid) oder ein Antihistaminikum (Diphenhydramin) ersetzt und trotzdem der alte Präparatename beibehalten oder nur geringfügig geändert (z. B. Betadorm-N, Halbmond-Tabletten, Dolestan).

(D) Aufgrund des Bromanteils sind die Bromcarbamide röntgenkontrastgebend (ebenso wie das Jod in jodhaltigen Kontrastmitteln). Mehr als 10 g (20 Tabl.) bromcarbamidhaltiger Tabletten sind im Magen als röntgendichtes Konglomerat sichtbar, wie es in Abb. 1.6. dargestellt wurde. Die exakte Ana-

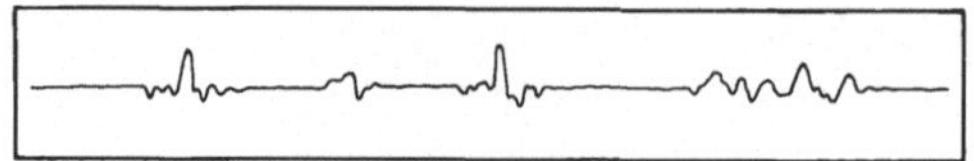

"burst-suppression" EEG

Abb. 3.2. „Burst-Suppression" EEG als Ausdruck eines tiefen Koma bei schwerer Bromcarbamid-Vergiftung

lyse erfolgt im Magensaft und im Blut mit toxikologischen Labormethoden. In Überdosis eingenommen neigen die Bromcarbamide zur Verklumpung und können noch mehrere Tage nach der Einnahme per os (Ingestion) röntgenologisch nachweisbar sein.

> **Merke:**
> Die Bromcarbamide neigen zur Verklumpung und können noch nach Tagen im Magen-Darm-Trakt röntgenologisch nachweisbar sein; sie werden kontinuierlich aus dem Magen-Darm-Trakt nachresorbiert und können dadurch das Koma des Patienten über viele Tage aufrecht erhalten.

Die Symptomatik erlaubt keine Unterscheidung gegenüber den anderen Schlafmitteln; „Schlafmittelblasen" (vgl. Abb. 3.5. und 3.6.) treten ebenso häufig auf wie bei den Barbituraten.

(S) *Zentrales Nervensystem:* Es kommt zu zunehmender Bewußtseinseintrübung bis zum Koma. In schweren Fällen treten im EEG intermittierende Null-Linie („Burst-Suppression"-EEG, Abb. 3.2.) oder totale Null-Linie auf. Die Reflexe nehmen nicht immer mit dem Grad der Vergiftung kontinuierlich ab, so daß im REED-Stadium IV noch auslösbare Reflexe vorhanden sein können. Häufig kommt es zu neurologischer Symptomatik wie Tetraspastik und Reflexdifferenzen, Pupillendifferenzen und Bulbidivergenzen. Bei schweren Fällen bestehen Hypothermie und Atemdepression.

Kardiovaskuläres System: Die Bromcarbamide vermindern die Kontraktionskraft des Herzens (negativ inotrope Wirkung), rufen Arrhythmien hervor und erhöhen die Gefäßpermeabilität (siehe „Schlafmittelblasen"). Die Folge davon kann eine Schocksymptomatik sein.

Andere Organe: Häufiger als bei anderen Schlafmitteln kommt es zu pulmonaler Insuffizienz im Sinne einer Schocklunge. Die Schocklunge ist wohl im wesentlichen durch direkt toxische Wirkungen der Bromcarbamide auf das Lungengewebe bedingt. Ebenfalls häufig kommt es zur intravasalen disseminierten Gerinnung (DIG) und Verbrauchskoagulopathie (VKP). Die Leber kann im Sinne eines Leberzellzerfalls (Transaminasenanstieg, Abfall von Gerinnungsfaktoren) beteiligt sein. Die Bromcarbamide führen zur Magen-Darm-Atonie, wodurch es zur protrahiert verlaufenden Nachresorption kommt.

(T) Allgemeine Intensivtherapie mit frühzeitiger Heparinisierung zur Behandlung der DIG (500 bis 1000 I. E. Heparin pro h) und frühzeitige bzw. prophylaktische Beatmung mit positiv endexspiratorischen Drucken (PEEP) zur Verhütung der Schocklunge. Eine rasche und frühzeitige Digitalisierung ist gegen die negative Inotropie indiziert. Zur Entgiftung muß die Magenspülung besonders ausgiebig (50 bis 60 l) durchgeführt werden, da die Bromcarbamidklumpen nur schwer aufzulösen sind. Gute Hilfe leistet das Kneten des Abdomens während des Ausfließens der Spülflüssigkeit. Sehr zuverlässig läßt sich der Bromcarbamidkloß dadurch entfernen, daß er unter gastroskopischer Sicht mit einem scharfen Wasserstrahl angespült oder mit einer Zange zerkleinert und abgesaugt wird; dazu wurden spezielle Gastroskope entwickelt, wie Abb. 3.3 und 3.4 zeigen. Anschließend sind 30–40 g Carbo medicinalis zu instillieren. Das Auslösen von Diarrhö gelingt bei schweren Vergiftungen nicht, da eine Magen-Darm-Atonie besteht. Zur Entgiftung nach der Resorption wird die forcierte (neutrale) Diurese eingesetzt, deren Effektivität allerdings nicht sehr groß ist (vgl. Tabelle 2.2.). Die Bromcarbamide sind dialysabel, sehr viel besser aber durch Hämoperfusion eliminierbar. Die Hämoperfusion mit Amberlite XAD-4 (Haemoresin) ergibt gering bessere Clearance-Werte als diejenige mit beschichteter Aktivkohle (Haemocol, Adsorba 300 C).

> **Merke:**
> Patienten mit schwerer Bromcarbamid-Vergiftung müssen heparinisiert, digitalisiert und frühzeitig PEEP-beatmet werden. Die Magenspülung muß besonders lang und unter Kneten des Abdomens durchgeführt werden; bessere Erfolge in kürzerer Zeit ergibt die gezielte Absau-

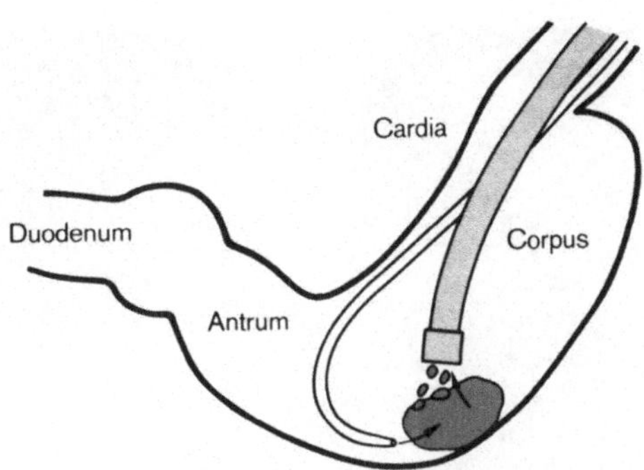

Abb. 3.3. Anspülen eines Bromcarbamidkonglomerates im Magen und Absaugen durch ein Gastroskop

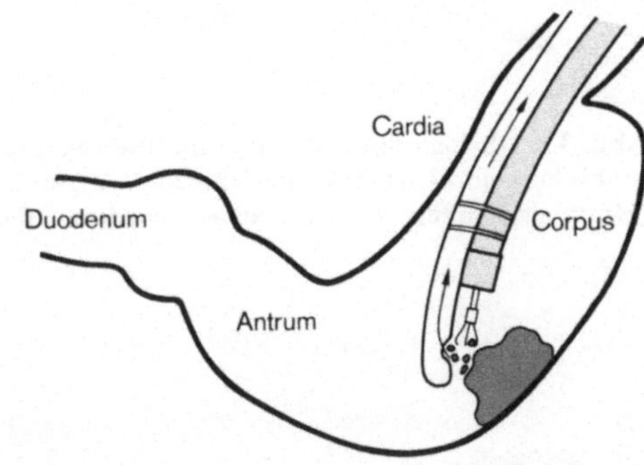

Abb. 3.4. Zerkleinern eines Bromcarbamidkonglomerates unter gastroskopischer Sicht und Absaugen durch einen großlumigen Magenschlauch

> gung unter gastroskopischer Sicht. Die forcierte Diurese ist nicht sehr effektiv, Kontraindikationen müssen streng beachtet werden; im Zweifelsfall hat die forcierte Diurese zu unterbleiben. Die beste Giftelimination nach der Resorption wird durch Hämoperfusion erreicht.

3.1.1.2. Barbiturate

Der Anteil der Barbiturate an den Arzneimittelvergiftungen ist mit etwa 22% (vgl. Abb. 3.1.) relativ hoch. Die Letalität der akuten Barbituratintoxikation beträgt in großen Zentren 0,5 bis 1%. Die Barbiturate werden als Einschlaf- und Durchschlafmittel oder zur antiepileptischen Behandlung eingesetzt. Zur Sedierung dagegen werden diese Medikamente nur selten verwendet (stattdessen Tranquillanzien). Die am häufigsten verwendeten bar-

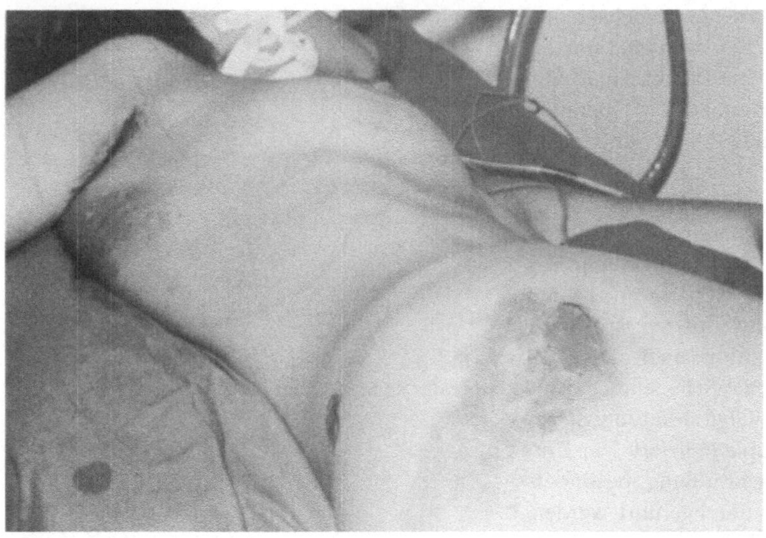

Abb. 3.5. „Schlafmittel-Blasen": Infiltration, Blasenbildung und Ulceration derjenigen Hautpartien (Hüfte und unterhalb der Axilla), die durch das Auflagegewicht der Patientin besonders schlecht durchblutet wurden

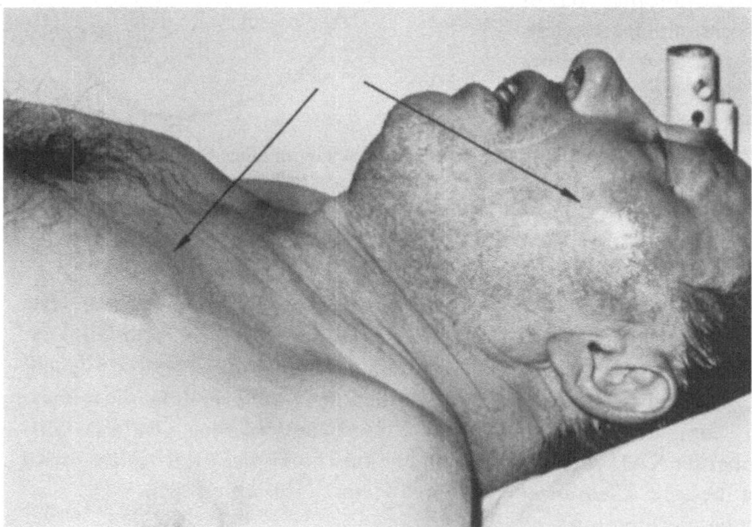

Abb. 3.6. „Schlafmittel-Blasen": Infiltrationen ($\nearrow$) am oberen Thorax und im Bereich des Jochbeins durch Auflage des Patienten und Minderperfusion dieser Bezirke

biturathaltigen Schlafmittel sind: Vesparax, Stadadorm, Medinox, Speda, Dormopan, Somnupan, Medomin, Noctal, Luminal.
(D) Die Diagnose der Barbituratintoxikation kann mit dem Screening-Test (s. Tabelle 1.7. und Abb. 1.7.–1.11.) im Mageninhalt (oder Urin nach vorheriger Anreicherung, s. Kap. 1.5.2.) gesichert werden. Exakte quantitative Barbituratbestimmungen erfordern ein klinisch-toxikologisches Labor. Die Symptomatik erlaubt es nicht, die Barbituratintoxikation von einer anderen Schlafmittelintoxikation zu unterscheiden; es kommt grundsätzlich die gesamte Differentialdiagnose des Koma (Ta-

belle 1.3.) in Betracht. Die „Barbiturat-Blasen" oder „Schlafmittel-Blasen" (vgl. Abb. 3.5., 3.6.) sind nicht spezifisch, sondern können auch bei einem Koma anderer Genese (z. B. apoplektischer Insult) auftreten.

(S) *Zentrales Nervensystem:* Es kommt zur Depression des ZNS, die sich als zunehmende Bewußtseinseintrübung bis zum Koma (EEG-Veränderungen s. unter Bromcarbamide), Hypothermie und zentrale Atemlähmung bemerkbar macht. Die Komadauer bei Vergiftungen mit langwirksamen Barbituraten ist länger, die schädigende Wirkung auf die anderen Organe (s. u.) aber geringer. Die atemdepressorische Wirkung kann besonders bei alten Menschen von ausreichender Spontanatmung innerhalb weniger Minuten zur Ateminsuffizienz führen. Die Extremitätenreflexe nehmen mit der Komatiefe ab, so daß die REED-Stadieneinteilung (vgl. Tab. 1.5.) geeignet ist.

Kardiovaskuläres System: Die Barbiturate wirken negativ inotrop (Verminderung der Kontraktionskraft) auf das Herz und führen zur Gefäßdilatation sowie zu einer Zunahme der Gefäßpermeabilität. Daraus kann eine Schocksymptomatik resultieren, die sowohl kardiogen als auch in einem Volumenmangel begründet ist. Die Wirkungen auf das Herz-Kreislauf-System sind bei den kurz wirksamen Barbituraten ausgeprägter.

Andere Organe: Die gesteigerte Gefäßpermeabilität führt zum Austritt von Plasma in den Extravasalraum. Dies geschieht besonders dort, wo die Gefäße noch zusätzlich durch äußeren Druck in Mitleidenschaft gezogen werden. An diesen Auflagestellen des Patienten kommt es zur Rötung, Infiltration, Nekrose und Blasenbildung der Haut wie Abb. 3.5. und 3.6. zeigen.

Die Peristaltik des Magen-Darm-Traktes wird gehemmt. Dadurch verzögert sich die Resorption der Barbiturate stark und es kommt zur protrahierten Nachresorption, die mehrere Tage anhalten kann. Nicht selten findet sich ein wechselndes Vergiftungsbild, je nachdem, in welchem Ausmaß die Barbiturate aus dem Magen-Darm-Trakt resorbiert werden. So kann zum Beispiel am ersten und zweiten Tag ein tiefes Koma aufgrund großer resorbierter Barbituratmengen bestehen. Es kommt zu gehemmter Magen-Darm-Peristaltik und Verminderung der Barbituratresorption. Das Zustandsbild des Patienten scheint sich zu bessern, die Bewußtseinseintrübung nimmt ab, die Magen-Darm-Peristaltik nimmt zu. Dadurch wird erneut eine große Barbituratmenge resorbiert und es kommt wieder zum tiefen Koma.

Die Beeinflussungen von Lunge, Leber, Nieren treten sekundär in Abhängigkeit von der Perfusion dieser Organe auf.

(T) Allgemeine Intensivtherapie mit frühzeitiger Entscheidung zur Antikoagulation und PEEP-Beatmung nach Digitalisierung. Ein Antidot ist nicht bekannt, Atemanaleptika sind nicht indiziert. Ausgiebige Magenspülung (20–40 l) auch noch Tage nach der Ingestion. Anschließend sind 30–40 g Carbo medicinalis zu instillieren. Die „alkalische" foforcierte Diurese wird als Standardtherapie bei der Intoxikation durch (langwirkende) Barbiturate angesehen. In Analogie zur Therapie bei der Bromcarbamidintoxikation ist die Effektivität dieser Maßnahme nicht sehr groß. Die Kontraindikationen sind streng zu beachten. Die Alkalisierung führt zu einer verstärkten Barbituratausscheidung im Urin, da aus dem alkalischen Urin weniger Barbiturat von den Nieren reabsorbiert werden kann. In Fällen mit hohen Barbituratkonzentrationen im Blut (vgl. Tabelle 2.3.) ist die Indikation zur Hämoperfusion (oder Hämodialyse) gegeben.

> **Merke:**
> „Barbiturat-Blasen" sind nicht typisch für eine Barbituratintoxikation, sondern können auch bei anderen Schlafmittel-Vergiftungen oder schnell eintretendem Koma anderer Genese (z. B. apoplektischer Insult) auftreten. Barbiturate können besonders beim älteren Menschen rasch zur Ateminsuffizienz führen. Ein spontan atmender Patient mit einer schweren Barbituratintoxikation (EDINBURGH- oder REED-Stadium III–IV) darf daher niemals unbeobachtet bleiben. Durch Veränderungen der Magen-Darm-Peristaltik

kann der Vergiftungsverlauf schwankend sein und sich nach einer kurzzeitigen Besserung wieder verschlechtern.

3.1.1.3. Methaqualon

Dieses Schlafmittel ist chemisch weder mit den Barbituraten noch mit den Bromcarbamiden verwandt. Die gebräuchlichsten Handelspräparate sind: Revonal, Mandrax, Somnibel, zusammen mit Bromcarbamid in Staurodorm.

(D) Ein Screening-Test steht nicht zur Verfügung; der Methaqualonnachweis muß im klinisch-toxikologischen Labor erfolgen. Die Symptomatik unterscheidet sich von derjenigen der anderen Schlafmittel und weist charakteristische Merkmale auf.

(S) *Zentrales Nervensystem:* Es kommt zur Bewußtseinseintrübung bis zum Koma. Jedoch im Gegensatz zu den anderen Schlafmitteln tritt eine Depression der übrigen zerebralen Funktionen sehr viel geringer auf. Die Muskeleigenreflexe können gesteigert sein, Schmerzreaktionen und Kornealreflexe sind gut erhalten. Myoklonien sind auslösbar, und es besteht die Neigung zu krampfartigen Reaktionen. Diese Krampfanfälle manifestieren sich häufig in einer Tetraspastik mit Innenrotation der Extremitäten. Im EEG finden sich Krampfpotentiale. Die Pupillengröße kann sogar innerhalb eines Vergiftungsstadiums wechseln.

Die zentrale Atemregulation ist bis in präfinale Stadien kaum gestört. Hypothermie ist selten.

Kardiovaskuläres System: Die Kardiotoxizität ist geringer ausgeprägt als bei den anderen Schlafmitteln. Der Blutdruck ist eher erhöht, eine Schocksymptomatik tritt nur im präfinalen Stadium auf.

Andere Organe: Die respiratorische Insuffizienz wird meist nicht durch zentrale Atemlähmung, sondern durch Flüssigkeitsansammlung in den Lungen hervorgerufen. Klinisch imponiert dies als Lungenödem. Es ist nicht eindeutig geklärt, ob es sich dabei z. B. um eine vermehrte Bronchialsekretion handelt, oder ob eine Steigerung der intrapulmonalen Gefäßpermeabilität vorliegt.

Erbrechen ist häufig und tritt auch bei komatösen Patienten auf. Schwere Intoxikationen gehen mit einer Magen-Darm-Atonie einher. „Schlafmittel-Blasen" finden sich relativ selten. Nieren und Leber sind primär nicht geschädigt.

Merke:
Die Methaqualon-Vergiftung verläuft atypisch verglichen mit den anderen Schlafmittel-Vergiftungen. Trotz tiefem Koma finden sich häufig noch gut auslösbare Reflexe oder sogar Reflexsteigerungen. Es kommt zu Myoklonien und Krampfanfällen, die sich als Tetraspastik mit Innenrotation der Extremitäten manifestieren können. Die Pupillengröße ist wechselnd. Der Patient ist besonders durch ein Lungenödem gefährdet, so daß die forcierte Diurese nicht eingesetzt werden soll.

(T) Allgemeine Intensivtherapie und Giftelimination vor der Resorption; ein Antidot ist nicht bekannt. Zur Giftelimination nach der Resorption soll die forcierte Diurese nicht eingesetzt werden. Einerseits ist die im Urin ausgeschiedene Methaqualonmenge sehr gering und andererseits ist die Gefahr des Lungenödems durch das hohe Flüssigkeitsangebot groß. Wenn auch gute Clearance-Werte durch Hämoperfusion erreicht werden (vgl. Tabelle 2.2.), so ist die insgesamt aus dem Körper eliminierbare Methaqualonmenge relativ gering, denn dieses Schlafmittel wird im Gewebe angereichert (vgl. Abb. 2.19.). Diese Anreicherung liegt aber noch in einem Bereich, der es gestattet, die Hämoperfusion bei schweren Intoxikationen einzusetzen.

3.1.2. Psychopharmaka

Psychopharmaka sind Medikamente, die zur Behandlung psychischer Störungen verwendet werden. Sie werden zur Sedierung und Verminderung von Angst (Tranquillanzien oder Anxiolytika), zur Beruhigung unruhiger, agierter Patienten (Antipsychotika) und zur Antriebssteigerung schwer depressiver Patienten (Antidepressiva) eingesetzt.

Die Zahl der Vergiftungen durch Psychopharmaka hat seit Anfang der 60er Jahre kontinuierlich zugenommen. Sie beträgt im Mainzer Einzugsgebiet etwa 29% (vgl. Abb. 3.1.). Innerhalb der Gruppe der Psychopharmaka überwiegen die Tranquillanzien mit etwa 90% bei weitem; es folgen die Antipsychotika mit etwa 18% und die trizyklischen Antidepressiva mit etwa 2%.

3.1.2.1. Tranquillanzien

Diese Medikamente haben die Schlafmittel als Sedativa nahezu vollständig verdrängt. Die Tranquillanzien haben den großen Vorteil, daß sie in therapeutischer Dosierung beruhigend wirken, ohne daß Schlaf erzwungen wird. Die beruhigende Wirkung beruht auf einer Lösung, d. h. Verminderung des Angstgefühls (Anxiolyse), wodurch auch die auf die Angst folgende Aggression unterdrückt wird. Populär wurden diese Medikamente unter dem Schlagwort „Sonnenbrille der Psyche"; die am häufigsten verwendeten Arzneimittel aus der Gruppe sind: Valium, Librium, Tranxillium, Tavor, Adumbran, Nobrium, Demetrin, Limbatril, Rivotril.

(D) Ein einfacher Screening-Test ist nicht bekannt. Nachweis im klinisch-toxikologischen Labor. Die Symptomatik ist uncharakteristisch.

(S) *Zentrales Nervensystem:* Auch bei großen Tablettenmengen kommt es meist nur zu Schwindel, Benommenheit, verwaschener Sprache und Ataxie. Tiefe Bewußtlosigkeit ist selten. Milde Atemdepression tritt stärker ausgeprägt mit zunehmendem Lebensalter auf. Dieses Bild wird bei gleichzeitiger Einnahme großer Alkoholmengen allerdings verändert, und es resultiert eine Symptomatik wie bei einer Schlafmittelvergiftung.

Kardiovaskuläres System: Keine wesentlichen kardiotoxischen Wirkungen. Es kommt zu milder Hypotension.

Andere Organe: Keine wesentlichen primär toxischen Wirkungen.

(T) Allgemeine Intensivtherapie und Entgiftung; ein Antidot ist nicht bekannt. Die Hämoperfusion mit beschichteter Aktivkohle ist wirksam, muß aber nur selten eingesetzt werden.

Merke:
Eine Tranquillanzien-Vergiftung verläuft auch bei Einnahme großer Tablettenmengen verhältnismäßig milde. Wenn allerdings gleichzeitig viel Alkohol eingenommen wird, dann kommt es zu einer erheblichen Wirkungssteigerung und das Vergiftungsbild entspricht dann dem einer Schlafmittel-Vergiftung. Eine reine Tranquillanzien-Vergiftung kann auch dann gefährlich werden, wenn der Patient bei niedriger Außentemperatur hilflos im Freien liegt; dann ist die Gefahr von Unterkühlung, Aspiration und Pneumonie besonders groß.

3.1.2.2. Antipsychotika

Sie werden in erster Linie zur Behandlung unruhiger und erregter Geisteskranker (psychotischer) Patienten (Psychosen wie z. B. Schizophrenie, manisches Irresein) eingesetzt. Zur Dämpfung zerebraler Funktionen werden sie in Kombination mit anderen Medikamenten auch zur Narkose („Neurolept-Analgesie", „lytische Mischung") verwendet. Die wichtigsten Handelspräparate sind: Atosil, Megaphen, Decentan, Protactyl.

(D) Ein empfindlicher Screening-Test läßt sich im Urin (oder Magenflüssigkeit) des Patienten durchführen. Durch Zugabe eines fertigen Reaktionsgemisches (FPN-Reagenz) kommt es bei positiver Reaktion zur Rosa-Orange (bis violett)-Verfärbung der Probe (vgl. Tabelle 1.7. und Abb. 1.12. sowie Kap. 1.5.2.). Die Empfindlichkeit ist so groß, daß schon therapeutische Dosen nachgewiesen werden können. Auch der Nachweis mit den Phenistix-Teststäbchen kann im Urin (!) positiv verlaufen. Es treten einige charakteristische Symptome (s. u.) auf.

(S) *Zentrales Nervensystem:* Zunehmende Bewußtseinseintrübung bis zum Koma, Parkinsonismus (Rigidität der Muskulatur), Tremor, Reflexsteigerung, Verdrehung des Halses (Torticollis), Grimmassieren, unkoordinierte Bewegungen (Dyskinesien). Es können Krämpfe auftreten, Hypothermie, selten Atemdepression.

Kardiovaskuläres System: Verminderung der

Kontraktionskraft des Herzens, Tachykardie und wechselnde Herzrhythmusstörungen werden beobachtet. Eine Schocksymptomatik kann sowohl als Folge verminderten Herzminutenvolumens als auch relativen Volumenmangels durch Vasodilatation entstehen.

Andere Organe: Keine wesentliche Beeinflussung.

(T) Allgemeine Intensivtherapie unter Berücksichtigung einiger spezieller Gesichtspunkte: bei Schocksymptomatik keine Katecholamine, sondern Volumensubstitution und gefäßverengende Medikamente (Angiotensin). Gegen Krämpfe Valium oder Luminal, gegen den Parkinsonismus Biperiden (Akineton). Ausgiebige Magen-Darm-Entleerung mit wiederholter Instillation von Carbo medicinalis, da ein enterohepatischer Kreislauf möglich ist. Forcierte Diurese und Hämodialyse sind nicht wirkungsvoll. Auch die Hämoperfusion mit beschichteter Aktivkohle verspricht relativ wenig Erfolg, da die Clearance-Werte niedrig sind.

Merke:
Der Nachweis einer Vergiftung mit einem Antipsychotikum ist durch einen einfachen und empfindlichen Test (FPN-Reagenz) im Urin möglich. Typisch für die Vergiftung sind Parkinsonismus, Grimassieren und unkoordinierte Bewegungen. Herzrhythmusstörungen sind besonders zu beachten. Die Schocksymptomatik ist nicht mit Katecholaminen zu behandeln. Wiederholte Instillation von Carbo medicinalis, da ein enterohepatischer Kreislauf möglich ist. Die Entgiftung nach der Resorption ist problematisch, da forcierte Diurese und Hämodialyse nicht wirksam sind, und die Hämoperfusion relativ niedrige Clearance-Werte erbracht hat.

3.1.2.3. Trizyklische Antidepressiva

Diese Medikamente werden zur Behandlung schwerer Depressionen eingesetzt. Akute Vergiftungen sind mit 0,5% der Arzneimittel-Vergiftungen relativ selten (vgl. Abb. 3.1.). Häufig verwendete Handelspräparate sind: Tofranil, Pertofran, Anafranil.

(D) Ein einfacher Screening-Test im Urin (oder Magenflüssigkeit) erlaubt es, durch Zugabe eines Reaktionsgemisches (FORREST-Reagenz) die Vergiftung empfindlich zu erfassen (vgl. Tabelle 1.7. und Abb. 1.13. sowie Kap. 1.5.2.). Exakte quantitative Bestimmungen erfordern ein klinisch-toxikologisches Labor. Es gibt einige charakteristische Symptome.

(S) *Zentrales Nervensystem:* Bewußtseinseintrübung, selten bis zum tiefen Koma. Reflexsteigerung, evtl. tonisch-klonische Krämpfe. Es können Zeichen wie bei einer Atropinvergiftung bestehen (Hyperthermie, weite Pupillen, trockene Schleimhäute, visuelle Halluzinationen). Die Atemdepression kann stark sein.

Kardiovaskuläres System: Verminderung der Kontraktionskraft des Herzens, Tachykardie und gefährliche Herzrhythmusstörungen. Lebensbedrohlich können AV-Blockierungen und Kammertachykardien bis zum Kammerflimmern sein. Darüber hinaus finden sich Sinusarrhythmien, Vorhofflimmern, -flattern, andere supraventrikuläre Tachykardien, ventrikuläre Extrasystolen. Kardiogener Schock ist möglich.

Andere Organe: Parasympatholytische Wirkungen wie weite Pupillen (Mydriasis), Trokkenheit im Mund und Tracheobronchialsystem, Hyperthermie, Magen-Darm-Atonie.

(T) Allgemeine Intensivtherapie unter besonderer Beachtung der Herz-Kreislauf-Situation (möglichst keine Zufuhr von Katecholaminen!). Herzglykoside sind zu vermeiden, da die lebensbedrohlichen Überleitungsstörungen verstärkt werden können. Frühzeitig bzw. prophylaktisch ist ein externer passagerer Herzschrittmacher zu verwenden. Zur Bekämpfung der parasympatholytischen Wirkung wird Physostigmin (Antilirium, 1–3 mg langsam i. v.) eingesetzt. Ausgiebige Magenspülung und Instillation von Carbo medicinalis sind erforderlich. Eine wirkungsvolle Maßnahme zur Entgiftung nach der Resorption ist nicht bekannt. Insbesondere sind forcierte Diurese und Hämodialyse wirkungslos. Die Hämoperfusion ergibt zwar mäßig gute Clearance-Werte, doch die Anreicherung der trizyklischen Antidepressiva im Gewebe ist so groß, daß mit einer wirkungsvollen Giftelimination nicht gerechnet werden kann (vgl. Abb. 2.19.).

> **Merke:**
> Der Nachweis einer Vergiftung durch trizyklische Antidepressiva erfolgt mit einem einfachen Screening-Test (FORREST-Reagenz) im Urin. Trotz Bewußtseinseintrübung sind die Reflexe häufig gesteigert, es können auch tonisch-klonische Krämpfe auftreten. Besonders auffallend ist eine parasympatholytische Symptomatik (ähnlich einer „Atropin-Vergiftung": weite Pupillen, Hyperthermie, Trockenheit der Schleimhäute im Mund und im Tracheobronchialsystem, visuelle Halluzinationen). Lebensbedrohlich sind Herzrhythmusstörungen, besonders AV-Blokkierungen, Tachykardien oder Kammerflimmern. Die Herzaktionen sind daher am Monitor besonders intensiv zu beobachten. Frühzeitig, evtl. prophylaktisch, ist ein passagerer externer Schrittmacher zu verwenden, Vorbereitungen zur Defibrillation müssen getroffen sein. Eine definitive Entgiftung nach der Resorption ist wegen der starken Anreicherung der trizyklischen Antidepressiva im Gewebe kaum möglich.

3.1.3. Milde Analgetika

Sogenannte milde Analgetika sind häufig verwendete Schmerzmittel, die auch zumeist gegen Fieber und rheumatische Beschwerden eingesetzt werden. Es handelt sich im wesentlichen um drei Substanzgruppen, nämlich Pyrazolone (Optalidon, Spasmo-Cibalgin, Novalgin, Dolo-Buscopan, Butazolidin, Tanderil, Irgapyrin), Salicylate (Aspirin, Colfarit, Gelonida) und Paracetamol bzw. Phenacetin (Ben-u-ron, Treupel-N). Nicht in diese Gruppe gehören die narkotisch wirksamen Analgetika vom Morphin-Typ. Intoxikationen durch Morphium oder eines seiner (halb) synthetischen Derivate werden nicht besprochen, da diese Substanzen und deren toxische Wirkungen aus dem täglichen Umgang mit ihnen in der Intensivmedizin als bekannt vorausgesetzt werden.

Vergiftungen durch milde Analgetika wurden in unserem Patientengut in etwa 6% der Fälle (vgl. Abb. 3.1.) beobachtet. In der pädiatrischen Intensivmedizin ist diese Vergiftungsart sehr viel häufiger, denn nahezu in jedem Haushalt sind diese Medikamente vorhanden und werden von Kindern häufig aus Neugierde oder Naschsucht in Überdosis eingenommen. Im deutschen Sprachraum treten zumeist Vergiftungen durch Pyrazolone auf, während im englischen Sprachraum Vergiftungen durch Salicylate und Paracetamol häufig sind.

3.1.3.1. Pyrazolone

Es handelt sich um die in Deutschland am häufigsten verwendeten milden Analgetika. In den meisten Präparaten war bis 1978 der Wirkstoff Aminophenazon enthalten. Er wurde in jenem Jahr durch Propyphenazon ersetzt, von dem allerdings noch zu beweisen wäre, daß er weniger toxisch ist. Zu Zeiten, als noch Aminophenazon in den Handelspräparaten war, haben sich unter Kleinkindern sogar Todesfälle ereignet. Kleinkinder reagieren schon auf relativ geringe Dosen mit einer Vergiftung. So sind 28 Vergiftungsfälle durch das aminophenazonhaltige Präparat Spasmo-Cibalgin comp. beschrieben worden, die dadurch auftraten, daß Kleinkinder $^1/_2$ bis 1 Erwachsenenzäpfchen erhielten; 3 Kinder starben! Worauf die besondere Empfindlichkeit der Kleinkinder gegenüber diesem Analgetikum beruht ist nicht bekannt.

(D) Als Screening-Test eignet sich das Phenistix-Teststäbchen. Es wird kurz in den Urin getaucht und reagiert bei Anwesenheit von Stoffen aus der Pyrazolon-Gruppe mit einer Violett-Verfärbung (vgl. Kap. 1.5.2.). Exakte Konzentrationsbestimmungen werden im klinisch-toxikologischen Labor durchgeführt.

(S) *Zentrales Nervensystem:* Es kommt zu progredienter Bewußtseinseintrübung von Somnolenz bis zum Koma. Immer Ausdruck einer schweren Vergiftung sind die dann auftretenden tonisch-klonischen Krämpfe. Ohne

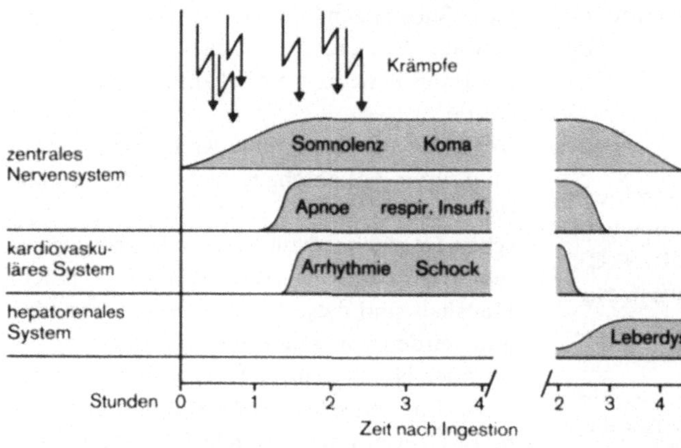

Abb. 3.7. Symptome und Verlauf bei schweren Pyrazolonvergiftungen

Vorwarnung kann es plötzlich zur Ateminsuffizienz bzw. zum Atemstillstand kommen, wie in Abb. 3.7. dargestellt.

Kardiovaskuläres System: Ebenso plötzlich wie der zentrale Atemstillstand kann es zum kardio-vaskulären Versagen kommen. Dies ist nicht ausschließlich Folge der Hypoxie durch die akute Ateminsuffizienz, sondern beruht auch auf direkt kardiotoxischen Wirkungen der Pyrazolone.

Andere Organe: Mit einer Latenz von 12 bis 24 Stunden können Zeichen der Leberschädigung auftreten. Während durch Aminophenazon die Störungen im zentralen Nervensystem überwiegen, steht bei Vergiftungen durch das Pyrazolonderivat Phenylbutazon die Leberschädigung im Vordergrund. Sie kann sogar die einzige Manifestation der Vergiftung sein. In dieser Vergiftungsphase kann eine Rotfärbung des Urins auftreten, die durch den Metabolit Rubazonsäure verursacht wird. Die Pyrazolone wirken nicht direkt nierenschädigend, können aber im Rahmen des „hepatorenalen Syndroms" auch die Nierenfunktion beeinträchtigen.

(T) Antikonvulsive Therapie, frühzeitige Antikoagulation und PEEP-Beatmung bei respiratorischer Insuffizienz, Schockbehandlung. Die Giftelimination vor der Resorption erfolgt durch Magen-Darm-Entleerung mit anschließender Instillation von Carbo medicinalis. Die forcierte Diurese ist nicht wirkungsvoll, da die Pyrazolone rasch metabolisiert werden; sie birgt darüber hinaus die Gefahr der Überwässerung, da Pyrazolone die Salz-Wasser-Retention fördern. Pyrazolone werden gut an das Neutralharz XAD-4 (Haemoresin) adsorbiert, so daß bei schweren Vergiftungen die Hämoperfusion zu empfehlen ist. Ausreichende praktische Erfahrungen hierüber liegen aber noch nicht vor.

3.1.3.2. Salicylate

Das bekannteste und seit mehreren Jahrzehnten verwendete Salicylat ist die Acetylsalicylsäure im Handelspräparat Aspirin. In den letzten Jahren wurde die hemmende Wirkung von Acetylsalicylsäure auf die Aggregation der Thrombozyten festgestellt; seither wird diese Substanz auch als Thrombozytenaggregationshemmer z. B. im Handelspräparat Colfarit eingesetzt. Die häufigen Vergiftungen im englischen Sprachraum erklären sich durch den weit verbreiteten Abusus, den die Bevölkerung mit diesem Medikament treibt.

(D) Mit dem Phenistix-Teststäbchen können Salicylate, d. h. die Salze der (Acetyl)salicylsäure im Urin empfindlich nachgewiesen werden. Dieser Screening-Test reagiert nicht auf die unveränderte Acetylsalicylsäure z. B. in der Magenflüssigkeit. Die Vergiftungssymptomatik korreliert gut mit der Höhe der Blutspiegel, die im klinisch-toxikologischen Labor bestimmt werden.

(S) *Zentrales Nervensystem* Bei Kindern kommt es relativ früh zu Bewußtseinseintrübung von Somnolenz bis zum Koma, während dies beim Erwachsenen erst in präfinalen Stadien zu beobachten ist. Die Anfangsphase der Vergiftung ist durch ein Exzitationssyndrom gekennzeichnet: Umtriebigkeit, Ruhelosigkeit, Hyperventilation (respiratorische Alkalose), Hyperthermie, starkes Schwitzen, Ohrensausen, Hörstörungen, Verschwommensehen.

Kardiovaskuläres System: Keine direkte Beeinträchtigung

Andere Organe: Diarrhö gehört zur Anfangsphase der Vergiftung. Sie kann so stark sein, daß es zu gefährlichen Salz/Wasser-Verlusten (Hypokaliämie, Hypokalzämie, Hypoglykämie, Hypovolämie) kommt, so daß Exzikkose und metabolische Laktatazidose die Folge sind. Dadurch kann einerseits ein prärenales Nierenversagen entstehen, andererseits kann es aber auch zu direkter Beeinträchtigung der Nierenfunktion durch die Nephrotoxizität der Salicylate kommen. Die Hemmung der Thrombozytenaggregation kann zur hämorrhagischen Diathese führen. Hämolyse ist möglich.

(T) Allgemeine Intensivtherapie unter besonderer Berücksichtigung des Salz/Wasser-Verlustes. Ausgleich der metabolischen Azidose. Giftelimination durch Dekontamination des Magen-Darm-Traktes und Instillation von Carbo medicinalis. Zur beschleunigten Elimination resorbierter Salicylate sind forcierte alkalische Diurese (vgl. Kap. 2.2.1.1., Tabelle 2.1.), Hämodialyse oder Hämoperfusion (vgl. Tabelle 2.3.) indiziert.

3.1.3.3. Paracetamol

Dieser Metabolit des Phenacetin gilt als sehr sicher und ohne wesentliche Nebenwirkungen, wenn er in therapeutischer Dosis eingenommen wird. In Großbritannien stellt aber die Paracetamol-Vergiftung ein großes Problem dar, da paracetamolhaltige Medikamente weit verbreitet sind und nicht nur akzidentell von Kindern, sondern auch in hoher Dosis in suizidaler Absicht von Erwachsenen eingenommen werden.

(D) Als Screening-Test im Urin eignet sich wie bei den anderen milden Analgetika das Phenistix-Teststäbchen. Blutspiegelbestimmungen werden im klinisch-toxikologischen Labor durchgeführt.

(S) Die Vergiftung verläuft in zwei Phasen. Nach einem symptomenarmen Intervall von 1–2 Tagen manifestiert sich dann die lebensbedrohliche Leberschädigung (s. u.).

Zentrales Nervensystem: Das Bewußtsein ist in der Regel nicht beeinträchtigt; selten treten Exzitation oder Depressionen des ZNS auf. Eine Hypothermie im symptomenarmen Intervall ist wahrscheinlich zentraler Genese.

Kardiovaskuläres System: Im symptomenarmen Intervall können Hypotension, Tachykardie und wechselnde Herz-Rhythmusstörungen auftreten. Sie haben keinen lebensbedrohlichen Charakter.

Andere Organe: In der Frühphase werden Hauterytheme, Urticaria, gelegentlich Schleimhautläsionen und hämolytische Anämie beobachtet. Nach einer Latenz von 1–2 Tagen bildet sich die Leberschädigung aus, die bei schweren Vergiftungen bis zur akuten gelben Leberdystrophie führen kann. Nicht das Paracetamol selbst, sondern ein Metabolit, der aufgrund entleerter Glutathionspeicher in der Leber nicht ausreichend an Glutathion gekoppelt und ausgeschieden werden kann, ruft die Leberzerstörung hervor. Als Folge des Leberzerfalls finden sich Leberkoma, disseminierte intravaskuläre Gerinnung, Verbrauchskoagulopathie, Laktatazidose, Hypoglykämie und Niereninsuffizienz.

(T) Allgemeine Intensivtherapie, prophylaktische Heparinisierung zur Verhinderung der DIG. Um die Glutathionspeicher wieder aufzufüllen werden Aminosäuren, die als Glutathionvorstufen bekannt sind, im Sinne des Antidot verwendet. Als Mittel der Wahl gilt N-Acetylcystein (Fluimucil) intravenös verabfolgt; L-Methionin (L-Methionin GRY Pharma) ist eine per os verabfolgbare Aminosäure, die zum Glutathionaufbau benötigt wird. Zur Giftelimination vor der Resorption erfolgen Magen-Darm-Entleerung und Instillation von Carbo medicinalis sowie von Cholestyramin. Die forcierte Diurese ist nicht wirkungsvoll. Hämoperfusion und Hämodialyse können nur effektiv sein, wenn sie im symptomenarmen Intervall innerhalb der ersten Stunden nach der Gifteinnahme eingesetzt werden, da die Metabolisierung sonst zu stark fortgeschritten und die Paracetamol-Blutspiegel zu niedrig sind.

3.1.4. Kardiovaskulär wirksame Medikamente

3.1.4.1. Digoxin und Digitoxin

Diese *Herzglykoside* werden in erster Linie zur Steigerung der Kontraktionskraft des Herzens eingesetzt. In dieser Hinsicht unterscheiden sie sich nicht. Große Unterschiede aber bestehen in der Verteilung dieser Medikamente zwischen Blut und Gewebe, woraus unterschiedliche Möglichkeiten der Entgiftung resultieren. Häufig verwendete Handelspräparate sind: Lanicor, Novodigal, Lanitop, Digimerck.

(D) Ein Screening-Test ist nicht bekannt. Bei schwerer Digoxin-Vergiftung findet sich manchmal Hyperkaliämie (auch Hypokaliämie ist möglich). EKG-Veränderungen können Hinweise auf eine Digitalisintoxikation liefern.

Die exakte Bestimmung des Digitalisspiegels im Blut erfolgt im Labor mit einem „Radioimmunoassay" (RIA).

(S) *Zentrales Nervensystem:* Keine Beeinflussung des Bewußtseins. Es kommt zu Appetitlosigkeit, Übelkeit und Erbrechen. Darüber hinaus können Kopfschmerzen, Schlaflosigkeit, Verwirrtheitszustände und Farbsehen auftreten.

Kardiovaskuläres System: Der primär Herzgesunde reagiert auf eine toxische Digitalisdosis meist mit Störungen der AV-Überleitung. Bei Herzkranken dagegen kommt es häufiger zu Extrasystolien und Kammereigenrhythmen bis zum Kammerflimmern.

Andere Organe: Hyperkaliämie (auch Hypokaliämie ist möglich) bei Digoxinintoxikation, sonst keine Beeinflussung.

(T) Allgemeine Intensivtherapie unter besonderer Berücksichtigung der kardiotoxischen Wirkungen. Bei höhergradigen AV-Überleitungsstörungen ist eine frühzeitige bzw. prophylaktische Verwendung eines externen passageren Schrittmachers erforderlich. Kammereigenrhythmen bzw. Kammerflimmern erfordern die ständige Bereitschaft eines Defibrillators. Medikamentös lassen sich Extrasystolien gut durch Diphenylhydantoin beeinflussen. Gegen Bradykardie ist Atropin wirksam. Ausgiebige Magen-Darm-Spülung und wiederholte Instillation von Carbo medicinalis, da ein enterohepatischer Kreislauf besteht. Bei Digitoxin-Vergiftung hat sich als Adsorbens zur Unterbrechung des enterohepatischen Kreislaufs Cholestyramin sehr gut bewährt.

Bei beiden Arten der Digitalisintoxikation sind forcierte Diurese und Hämodialyse nicht effektiv. Durch Hämoperfusion mit Haemocol (nicht Haemoresin!) kann Digitoxin gut aus dem Gewebe eliminiert werden. Digoxin wird dagegen im Gewebe so stark angereichert (vgl. Abb. 2.19.), daß eine wirksame Entgiftung auch mittels Hämoperfusion nicht möglich ist. Im experimentellen Stadium befinden sich der Einsatz von Digoxin-Antikörpern, die i. v. injiziert werden und Digoxin im Gewebe unwirksam machen können.

Merke:
Sowohl Digoxin als auch Digitoxin wirken primär auf das Herz und beeinflussen andere Organe nur unwesentlich; der primär Herzgesunde reagiert mit AV-Überleitungsstörungen, während der Herzkranke mit ventrikulären Extrasystolen, Kammertachykardien und Kammerflimmern reagiert. Der Herzrhythmus ist ununterbrochen zu überwachen, das Ausmaß der Extrasystolie ist zu registrieren. Frühzeitig bzw. prophylaktisch ist ein externer passagerer Schrittmacher zu verwenden. Es muß ständige Bereitschaft zur Defibrillation bestehen. Als Adsorbens zur Entgiftung vor der Resorption kann außer Aktivkohle das Cholestyramin eingesetzt werden. Eine wirksame Entgiftung nach der Resorption ist nur bei der Digitoxinintoxikation möglich. Hier ist die Hämoperfusion mit beschichteter Aktivkohle einzusetzen (Haemocol). Das Neutralharz Amberlite XAD-4 (Haemoresin) ist sehr viel weniger wirksam.

3.2. Chemikalien, verschiedene

Chemikalien, die nicht als Arzneimittel verwendet werden, stellen eine andere Gruppe der sog. modernen chemischen Gifte dar. Sie verursachen 5–10% der akuten stationär behandlungsbedürftigen Vergiftungsfälle. Anteilmäßig stammen diese Chemikalien, die beim Erwachsenen zu Vergiftungen führen, etwa zu gleichen Teilen aus der Landwirtschaft und dem industriellen Gewerbe, während Vergiftungen durch Haushaltsmittel seltener sind (vgl. Abb. 1.1.). Bei Kindern hingegen überwiegen naturgemäß die Chemikalien aus dem Haushalt.

3.2.1. Organische Lösungsmittel

Bei den klinisch wichtigen Substanzen handelt es sich um Kohlenwasserstoffe (KW), denen hohes Fettlöslichkeitsvermögen und Flüchtigkeit gemeinsam sind. Sie werden im Haushalt als Fettentferner, Nagellackentferner u. ä. und in der Industrie als Lösungsmittel (Lackverdünner, Klebstofflöser u. ä.) verwendet. Sie machen 2% bis 3% aller Intoxikationen aus. Schematisch lassen sich die wichtigsten organischen Lösungsmittel in kettenförmige (aliphatische) KW, ringförmige – gut riechende – (aromatische) KW und mit Halogenen verbundene (halogenierte) KW unterteilen. Die Toxizität steigert sich in der Reihenfolge der genannten Gruppen. Die Ähnlichkeit von Symptomatologie und Therapie der aliphatischen und aromatischen KW ist so groß, daß sie gemeinsam abgehandelt und den halogenierten KW gegenübergestellt werden.

3.2.1.1. Aliphatische
und aromatische Kohlenwasserstoffe
Die flüssigen aliphatischen KW (Hexan, Heptan, Octan) und aromatischen KW (Benzol, Toluol, Xylol) sind in der Industrie weit verbreitet. Aufgrund ihrer großen Flüchtigkeit und Lipoidlöslichkeit können sie inhaliert werden und dringen in das lipophile Gewebe des zentralen Nervensystems ein.
(D) Rascher Nachweis ist mit den Dräger-Teströhrchen in der Ausatemluft des Patienten oder im Dampf von erwärmtem Mageninhalt möglich (vgl. Tabellen 1.7., 1.8. und Abb. 1.17., 1.18. im Kap. 1.5.2.).
(S) *Zentrales Nervensystem:* Ähnlich wie beim (Äthyl-)Alkohol, der auch als ein organisches Lösungsmittel bezeichnet werden kann, kommt es in Abhängigkeit von der Dosis zu Exzitation, Euphorie, Schläfrigkeit, verwaschener Sprache, Somnolenz, Sopor und Koma. Das Reflexverhalten ist wechselnd (abgeschwächt ebenso wie verstärkt); Krämpfe sind möglich aber selten. Durch Depression des ZNS führen schwere Vergiftungen zur Atemlähmung.
Kardiovaskuläres System: Das Herz wird gegenüber den körpereigenen (oder den körperfremden, d. h. zugeführten) Katecholaminen sensibilisiert. Dadurch können Kammereigenrhythmen und Kammerflimmern mit plötzlichem Herztod auftreten.
Andere Organe: Die Lungen sind besonders durch Aspiration dieser KW gefährdet. Schwere Pneumonien können die Folge sein. Da diese Kohlenwasserstoffe leicht flüchtig sind, können sie auch per inhalationem in die Lungen gelangen. Sie reizen die Schleimhäute des Respirations- oder Verdauungstraktes. Nach Aufnahme per os kommt es zu brennenden Schmerzen im Verdauungstrakt, Übelkeit und Erbrechen sowie hämorrhagischer Diathese. Schwere Leber- und Nierenschäden gehören nicht zum Vergiftungsbild (hämatotoxische Veränderungen treten nach chronischer Benzol-Exposition auf).
(T) Allgemeine Intensivtherapie unter besonderer Berücksichtigung der Sensibilisierung des Herzens gegenüber Katecholaminen und der Lungenkomplikationen. Der Herzrhythmus ist kontinuierlich und aufmerksam zu überwachen. Es muß Defibrillationsbereitschaft bestehen, Katecholamine dürfen nicht zugeführt werden! Wegen der großen Aspirations- bzw. Inhalationsgefahr soll auch beim bewußtseinsklaren Patienten kein Erbrechen ausgelöst werden. Wenn eine so große Menge von KW eingenommen wurde, daß eine ausgiebige Magenentleerung unumgänglich erscheint, so muß nach Sedierung zuvor endotracheal intubiert werden. Da die Substanzen sehr fettlöslich sind, kann von einer Magen-

spülung nur erwartet werden, daß diese Stoffe durch das Wasser herausgestrudelt werden. Carbo medicinalis und Paraffinum subliquidum sind zu instillieren, Diarrhö ist auszulösen. Forcierte Diurese und Hämodialyse sind nicht wirksam. Über die Effektivität der Hämoperfusion liegen keine Untersuchungsergebnisse vor. Die Hyperventilationstherapie, wie sie bei den halogenierten Kohlenwasserstoffen eingesetzt wird, scheint wenig erfolgversprechend, da besonders die aromatischen KW rasch metabolisiert werden. Ein Antidot ist nicht bekannt.

Merke:
Bezüglich der Wirkungen auf das ZNS sind die aliphatischen und aromatischen KW dem (Äthyl-)Alkohol sehr ähnlich. Es kommt dosisabhängig zu Exzitation, Euphorie, Somnolenz, Sopor und Koma (mit Atemdepression). Besonders gefährlich ist eine Sensibilisierung des Herzens gegenüber endogenen oder exogenen Katecholaminen; dies kann zu Kammertachykardien und Kammerflimmern führen. Darum sind besondere Beachtung des Herzrhythmus und Defibrillationsbereitschaft erforderlich. Die Zufuhr von Katecholaminen ist kontraindiziert. Die Lungen sind durch Aspiration oder Inhalation stark gefährdet. Es darf daher kein Erbrechen ausgelöst werden; wenn erforderlich, ist der Patient nach Sedierung zu intubieren und eine Magenspülung vorzunehmen.

3.2.1.2. Halogenierte aliphatische Kohlenwasserstoffe

In dieser Gruppe der KW (Tetrachlorkohlenstoff, Trichloräthan, Trichloräthylen, Chloroform, Dichlormethan) befinden sich hoch toxische Substanzen. Gemeinsame Eigenschaft ist wiederum, daß sie sehr lipophil und leicht flüchtig sind. Unterschiedlich dagegen ist das Ausmaß der Leberschädigung. Es kann eine Unterteilung in starke und schwache Lebergifte vorgenommen werden, wie es in Tabelle 3.1. geschehen ist. Die schwachen Lebergifte haben stattdessen stärker ausgeprägte narkotische Wirkungen.

(D) Ein Screening-Test (wiederum nach Erwärmen) im Mageninhalt oder in der Ausatemluft des Patienten ist mit den Dräger-Teströhrchen möglich (vgl. Tabellen 1.7., 1.8.). Quantitative Analyse im klinisch-toxikologischen Labor.

(S) *Zentrales Nervensystem:* Die Gruppe der „schwachen Lebergifte" (Tabelle 3.1.) ist durch eine zunehmende Depression des ZNS gekennzeichnet. Es kommt zur Bewußtseinseintrübung bis zum Koma, die peripheren Reflexe sind graduell abgeschwächt. Mit zunehmender Tiefe des Koma kommt es zur Atemdepression. Leber- und Nierenbeteiligung sind in dieser Gruppe relativ schwach ausgeprägt. Die starken Lebergifte dagegen führen anfänglich zu einer geringfügigen, meist vorübergehenden und daher leicht unterschätzten Eintrübung des Bewußtseins, während dann nach ein bis zwei Tagen die Zeichen der Leberzellschädigung (und Nierenschädigung) manifest werden.

Tabelle 3.1. Halogenierte aliphatische Kohlenwasserstoffe wirken entweder hauptsächlich narkotisch (schwache Lebergifte) oder vorwiegend hepatotoxisch (starke Lebergifte)

Starke Lebergifte		Schwache Lebergifte	
Formel	Bezeichnung	Formel	Bezeichnung
CCl_4	Tetrachlorkohlenstoff	$Cl_2C=CHCl$	Trichloräthylen
$CHCl_2-CHCl_2$	Tetrachloräthan	$Cl_2C=CCl_2$	Tetrachloräthylen (Perchloräthylen)
$CHCl_2-CH_2Cl$	1,1,2-Trichloräthan	Cl_3C-CH_3	1,1,1-Trichloräthan (Methylchloroform)
		$CH-Cl_3$	Chloroform
CH_2Cl-CH_2Cl	1,2-Dichloräthan	CH_2Cl_2	Dichlormethan (Methylenchlorid)

Kardiovaskuläres System: Die Sensibilisierung gegenüber Katecholaminen tritt analog zu den aliphatischen und aromatischen KW auf. Kammereigenrhythmen bis zu Kammerflimmern können die Folge sein. Im Rahmen des massiven Leberzellzerfalls kommt es zur Schocksymptomatik.

Andere Organe: Die starken Lebergifte können alle Stadien der Leberzellschädigung bis hin zum akuten gelben Leberzerfall hervorrufen. Im Initialstadium ist die Leber vergrößert und druckschmerzhaft, die „Leberenzyme" und das Bilirubin steigen an, die in der Leber synthetisierten Gerinnungsfaktoren fallen ab. Bei fortschreitendem Leberzerfall nimmt die Leber an Größe und Konsistenz ab, wird nicht mehr tastbar, die „Leberenzyme" können entweder weiter ansteigen oder einen Höhepunkt überschreiten und abfallen, wenn eine praktisch vollständige Leberparenchymnekrose vorliegt. Es kommt zur Laktatazidose sowie kardialer, pulmonaler und renaler Insuffizienz; die Konzentration der leberabhängigen Gerinnungsfaktoren sinkt unter die Nachweisgrenze. Schon sehr frühzeitig mit Beginn der Leberzellschädigung kann es zur intravaskulären Gerinnung und Verbrauchskoagulopathie kommen. Die Nieren können direkt geschädigt werden oder im Rahmen eines „hepatorenalen Syndroms" mitbeteiligt sein.

(T) Allgemeine Intensivtherapie mit prophylaktischer Heparinisierung, evtl. Substitution von Gerinnungsfaktoren und symptomatischer Therapie der Leber-, Nieren-, pulmonalen und kardiovaskulären Insuffizienz. Grundsätzlich gilt, kein Erbrechen auszulösen (vgl. 3.2.1.1.), da bei Aspiration bzw. Inhalation gefährliche Lungenveränderungen (Pneumonitis) zu befürchten sind. Da diese KW aber hochtoxisch sind und so viel wie möglich vor der Resorption entfernt werden muß, ist es allenfalls innerhalb der ersten 10–20 min nach der Einnahme gestattet, durch Apomorphin Erbrechen auszulösen (Atemdepression möglich!), da in diesem Falle der Nutzen das Risiko überwiegt. Zur Giftelimination nach der Resorption ist die Hyperventilationstherapie (vgl. 2.2.1.2.) mit gutem Erfolg eingesetzt worden. Forcierte Diurese und Hämodialyse sind wirkungslos. Über die Effektivität der Hämoperfusion liegen noch zu wenige Erfahrungen vor.

> **Merke:**
> Halogenierte aliphatische Kohlenwasserstoffe sind gefährlich; sie bewirken eine hohe Letalität. Es kann zwischen einer Gruppe unterschieden werden, die vorwiegend narkotisch wirkt und einer anderen, die durch einen akuten Leberzerfall (mit Nierenbeteiligung) gekennzeichnet ist. Beiden Gruppen gemeinsam ist die Sensibilisierung des Herzens gegenüber Katecholaminen. Die Leberschädigung macht sich häufig erst nach einem symptomenarmen Intervall bemerkbar. Nicht selten besteht zusätzlich eine Verbrauchskoagulopathie; daher ist die frühzeitige Heparinisierung wichtig. In der Regel kein Erbrechen auslösen, sondern Magenspülung nach Intubation. Die Hyperventilationstherapie ist zur Zeit die einzige Möglichkeit zur Giftelimination nach der Resorption.

3.2.2. Säuren und Laugen

Schwere Vergiftungen durch Säuren oder Laugen (d. h., Verätzungen und zusätzlich systemische Wirkungen) sind selten. Sie betragen etwa 2% der stationär behandelten Vergiftungsfälle. Diese Vergiftungsart gehört zu denen mit der höchsten Sterblichkeitsrate. Die Letalität beträgt etwa 40–80% (!). Die Art der Verätzung bzw. der Nekrosen, die durch Säuren hervorgerufen werden, bezeichnet man als Koagulationsnekrose (Verschorfung) und diejenige durch Laugen als Kolliquationsnekrosen (Einschmelzung). Für die klinischen Belange hat diese Unterscheidung keine Bedeutung. Die Symptomatik und der Verlauf beider Vergiftungsarten unterscheidet sich nicht wesentlich; allerdings wurden schwere Hämolysen nur bei Vergiftung mit Säuren beschrieben. Beide Vergiftungsarten werden daher zusammen abgehandelt.

Die am häufigsten verwendeten Säuren sind: Salzsäure, Ameisensäure, Essigsäure; sie werden als Kalkentferner, WC-Reiniger und Rostentferner eingesetzt. Die am häufigsten verwendeten Laugen sind: Natronlauge, Kalilauge und Salmiakgeist; sie werden als Abflußreiniger, Herdreiniger und Ablaugemittel verwendet.

(D) Mittels Universal-Indikatorpapier (Meßbereich pH 0,5–13) kann rasch die Differenzierung zwischen Säure und Lauge im Mageninhalt vorgenommen werden. Die Verätzungen als solche lassen keine Differentialdiagnose zu.

(S) *Zentrales Nervensystem:* Keine direkte Beeinflussung, sondern erst im Rahmen einer eventuellen Schocksymptomatik.

Kardiovaskuläres System: Eine Schocksymptomatik ist bei schweren Intoxikationen häufig. Die Ursachen des Schocks sind multifaktoriell; er wird hervorgerufen durch das denaturierte Eiweiß und Laktateinschwemmung aus den Verätzungsbezirken, intravasalem Volumenmangel, Organminderperfusion und Gewebshypoxie.

Andere Organe: Aus systematischen Gründen soll zwischen lokalen und systemischen Wirkungen unterschieden werden. Leichte bis mittelschwere Vergiftungen können nur mit lokalen Wirkungen einhergehen, während schwere Vergiftungen immer auch zu systemischen Veränderungen führen.

Lokal: Nach Einnahme per os kommt es zu Verätzungen im Verdauungstrakt, entsprechend Verbrennungen II. bis III. Grades. Sie manifestieren sich als
– Entzündung (1.–3. Tag),
– Nekrose und Abstoßung (3.–15. Tag),
– Narbenbildung (ab 3. Woche).
Akut lebensgefährlich kann die entzündliche Anschwellung der Epiglottis sein; dieses Glottisödem kann zu akuter respiratorischer Insuffizienz führen. Es bestehen Perforationsgefahr des Ösophagus (Mediastinitis) und des Magen-Darm-Traktes (drohende Peritonitis). Aspiration von Säuren und wahrscheinlich auch von Laugen kann zum akuten Lungenversagen führen.

Systemisch: Aus den nekrotischen Verätzungsbezirken kommt es zur Laktateinschwemmung, die zur metabolischen Azidose führt. Diese Laktatazidose entwickelt sich

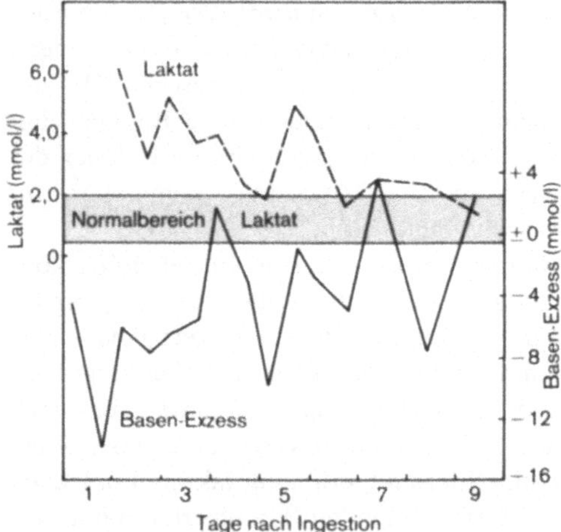

Abb. 3.8. Verlauf der Blut-Laktat-Konzentration und des Basen-Exzess bei einer schweren peroralen Lauge (NaOH)-Intoxikation

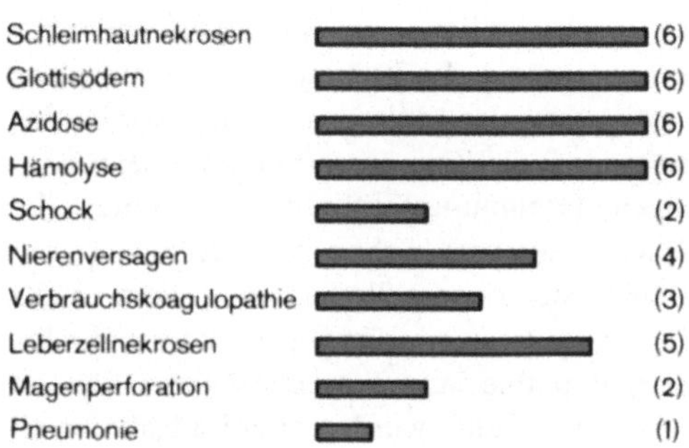

Abb. 3.9. Häufigkeit von Symptomen bei sechs Patienten mit akuten Säure-Vergiftungen. Anzahl der Patienten, bei denen diese Symptome gefunden wurden, in Klammern

ebenso nach Nekrosen durch Säuren wie Nekrosen durch Laugen. Es ist falsch anzunehmen, daß es nach Laugen-Vergiftungen zu einer metabolischen Alkalose käme! In Abb. 3.8. ist der Verlauf einer schweren – über mehrere Tage anhaltenden – metabolischen (Laktat)Azidose bei lebensbedrohlicher Lauge-Intoxikation dargestellt (pH-Erniedrigung bis auf maximal 7,20–7,25). Trotz Infusion großer Mengen von Natriumbikarbonat und Trispuffer ließ sich erst am 9. Tag nach der Einnahme der Natronlauge (NaOH) ein normaler Säure/Basen-Status erzielen. Darüber hinaus scheinen aus den nekrotischen Bezirken Stoffe freigesetzt zu werden, die das Gerinnungssystem aktivieren, so daß eine Verbrauchskoagulopathie die Folge ist. Hohe Säurekonzentrationen in den Gefäßen des Magen-Darm-Traktes führen zur Hämolyse. Die Hämolyse wiederum kann die Blutgerinnungsstörung, den Schock und das Nierenversagen verstärkend beeinflussen. Die häufigsten Symptome bei schweren Säure-Vergiftungen sind in Abb. 3.9. dargestellt.

(T) Allgemeine Intensivtherapie unter Berücksichtigung mehrerer spezieller Gesichtspunkte: frühzeitige Tracheotomie (nicht nur bei drohendem Glottisödem), Heparinisierung, Volumensubstitution und Schockbekämpfung. Zurückhaltung mit stark wirksamen Schmerzmitteln, um eine Perforation nicht zu übersehen. Ausgleich der Laktatazidose (Gefahr der Hypernatriämie beachten). Breite antibiotische Abdeckung. Stimulation der Diurese (4–5 l pro Tag), um dem Nierenversagen entgegenzuwirken und die Hämoglobinausscheidung zu verbessern; evtl. ist eine Hämodialyse erforderlich. Transfusion von Frischblut bzw. Erythrozytenkonzentrat bei schwerer Anämie. Kortikosteroide ab 2–3. Tag (100 mg Prednisolon pro Tag), dann ausschleichend bis zur 4. Woche, um Strikturen zu verhindern. Einlegen einer nasogastralen Verweilsonde zum Offenhalten des Ösophaguslumens.

Zur Giftelimination vor der Resorption darf kein Erbrechen ausgelöst werden. Es ist viel indifferente Flüssigkeit (z. B. 1–2 l Wasser) zu verabfolgen, um einen Verdünnungseffekt zu erreichen. Bei Säureintoxikation ist die Gabe bzw. Magenspülung mit einer Pufferlösung (Maaloxan, Milch) empfehlenswert; bei Laugenitintoxikation müßte Zitronensaft oder 1N-Zitronensäurelösung verwendet werden, doch treten dabei häufig so starke zusätzliche Schmerzen auf, daß dies nicht durchführbar ist. In der Klinik ist – nach Ausschluß drohender oder stattgehabter Perforation – von einem Geübten (!) so schonend wie möglich ein Magenschlauch einzuführen und die Magenspülung mit einer Pufferlösung oder Leitungswasser vorzunehmen. Da es im wesentlichen auf die Neutralisation bzw. Verdünnung ankommt, kann auch eine „Magensonde" (Nasogastrale Verweilsonde) verwendet werden.

Die Instillation von Aktivkohle oder anderen Adsorbenzien ist kontraindiziert, da sie wirkungslos sind und bei einer Peforation in den Peritonealraum oder das Mediastinum gelangen können. Giftelimination nach der Resorption ist nicht möglich.

Merke:
Die Differentialdiagnose wird durch pH-Messung im Mageninhalt gestellt. Ein wesentlicher Unterschied zwischen Säure- und Lauge-Vergiftung in Symptomatik, Verlauf und Therapie besteht nur insofern, als die Säure-Vergiftung zu schwerer Hämolyse führen kann. Akute Lebensgefahr besteht durch mögliches Glottisödem. Beide Vergiftungsarten führen zur metabolischen Azidose. Darüber hinaus kann es zu Schock, Verbrauchskoagulopathie, Nierenversagen und zur Perforation im Verdauungstrakt kommen. Schwere Pneumonien treten nach Aspiration auf. Erbrechen auszulösen ist kontraindiziert, ebenso wie die Instillation von Carbo medicinalis oder anderen Adsorbenzien. Es ist viel Wasser (oder eine Pufferlösung) zu verabfolgen und – nach Ausschluß einer Perforation – die Magenspülung durchzuführen. Dazu kann auch eine „Magensonde" verwendet werden, die anschließend zum Offenhalten des Ösophagus im Magen belassen wird.

3.3. Pflanzenschutzmittel

Pflanzenschutzmittel (Pestizide) sind Mittel, die zum Schutz unserer Kulturpflanzen verwendet werden. Sie werden gegen Insekten (Insektizide), Milben (Akarizide), Ratten und Mäuse (Rodentizide), Pilze (Fungizide) und Unkraut (Herbizide) eingesetzt. Von klinischer Bedeutung sind besonders die Insektizide und Herbizide. In Kliniken mit ländlichem Einzugsgebiet können sie bis zu 6% der akuten Vergiftungen ausmachen; sie weisen die höchste Letalität auf.

3.3.1. Insektizide

3.3.1.1. Alkylphosphate

Die wichtigsten Insektizide werden aufgrund ihrer chemischen Struktur als Alkylphosphate, (Organophosphate, organische Phosphorsäureester) bezeichnet. In den Mainzer Universitätskliniken machen sie 4% der akuten Vergiftungen aus. Die am häufigsten verwendeten Alkylphosphate und ihre deutschen Handelsbezeichnungen sind: Parathion (E 605 forte, Folidol-Öl), Methylparathion (E 605 Staub), Demeton-S-methylsulfoxid (Metasystox R), Dimethoat (Roxion, Perfekthion), Trichlorfon (Dipterex) und Phosphamidon (Dimecron 20).

Wirkungsmechanismus: Die Alkylphosphate sind Cholinesterase(ChE)-Hemmstoffe; sie hemmen die unspezifischen Cholinesterasen im Serum ebenso wie die spezifische Acetylcholinesterase (AChE) in den Geweben. Während die Hemmung der Cholinesterase im Serum für den Patienten unbedeutend ist, führt die Hemmung der Acetylcholinesterase im Gewebe dazu, daß Acetylcholin nicht mehr abgebaut wird und es zu einer „Überschwemmung des Organismus" mit freiem Acetylcholin kommt. Diese endogene Acetylcholinvergiftung charakterisiert das gesamte Vergiftungsbild. Überall dort, wo Acetylcholin Überträgersubstanz ist, kommt es aufgrund des Acetylcholinüberschusses zu einer Dauererregung. Bei der quergestreiften Skeletmuskulatur geht diese Dauererregung nach einiger Zeit in eine Lähmung über. In Abb. 3.10. sind die Stellen im Organismus, an denen Acetylcholin Überträgersubstanz ist, schematisch dargestellt. Danach kann unterteilt werden in zentrales und peripheres Nervensystem (NS). Das periphere Nervensystem wiederum gliedert sich in parasympathisches NS, sympathisches NS und animales NS. Die Symptomatik setzt sich aus Störungen aufgrund der Akkumulation von Acetylcholin in diesen einzelnen Abschnitten des Nervensystems zusammen.

(D) Ein Screening-Test kann mit einem Teststäbchen (Merckognost), das die Cholinesterasehemmung anzeigt, im Serum durchgeführt werden. Exakter ist ein fotometrischer Test (Merck-1-Test), mit dem das Ausmaß der ChE-Hemmung im Serum genau bestimmt werden kann; er muß im Labor durchgeführt werden. Darüber hinaus ist die Symptomatik einer Alkylphosphat-Vergiftung so charakteristisch, daß aufgrund dessen eine Diagnosestellung in den meisten Fällen möglich ist. Viele Alkylphosphate haben darüber hinaus einen charakteristischen (knoblauchartigen?) Geruch, der in der Magenspülflüssigkeit oder in der Ausatemluft des Patienten zu bemerken ist.

(S) Das eindrucksvolle Vergiftungsbild einer Alkylphosphatintoxikation wird am besten verständlich, wenn die Symptome nach pathogenetischen Gesichtspunkten entsprechend ihrem Ursprung im peripheren parasympathischen, sympathischen oder animalen Nervensystem sowie im zentralen Nervensystem geordnet werden. Es wird daher im folgenden auf die bisher vorgenommene Einteilung verzichtet und die Symptomatik nach diesen pathogenetischen Gesichtspunkten dargestellt.

Peripheres NS. Die Symptome im peripheren NS sind in den Tabellen 3.2.–3.4. wiedergegeben. Es ist besonders zu beachten, daß sich die Acetylcholinwirkungen auf das Auge durch Erregung des *parasympathischen NS* (Tabelle 3.2.) keineswegs immer als Miosis

Tabelle 3.2. Symptome der endogenen Acetylcholin-Vergiftung: *Parasympathisches Nervensystem*

1. Augen	*3. Nasen-Rachen-Raum*
Miosis (bei starker Katecholaminausschüttung – s. sympath. NS – auch mittelweite Pupillen möglich)	Rhinorrhö starker Speichelfluß
	4. Tracheo-Bronchial-System
Sehstörungen injizierte Konjunktiven Tränenfluß	starke Bronchosekretion (= „Lungenödem"!) Bronchokonstriktion
2. Herz-Kreislauf-System	*5. Gastro-Intestinal-Trakt*
Bradykardie Hypotonie (nicht einheitlich; bei starker Katecholaminausschüttung – s. sympath. NS – Tachykardie und Hypertonie)	krampfartige Leibschmerzen Übelkeit Erbrechen Durchfall
	6. Urogenital-Trakt spontaner Urinabgang

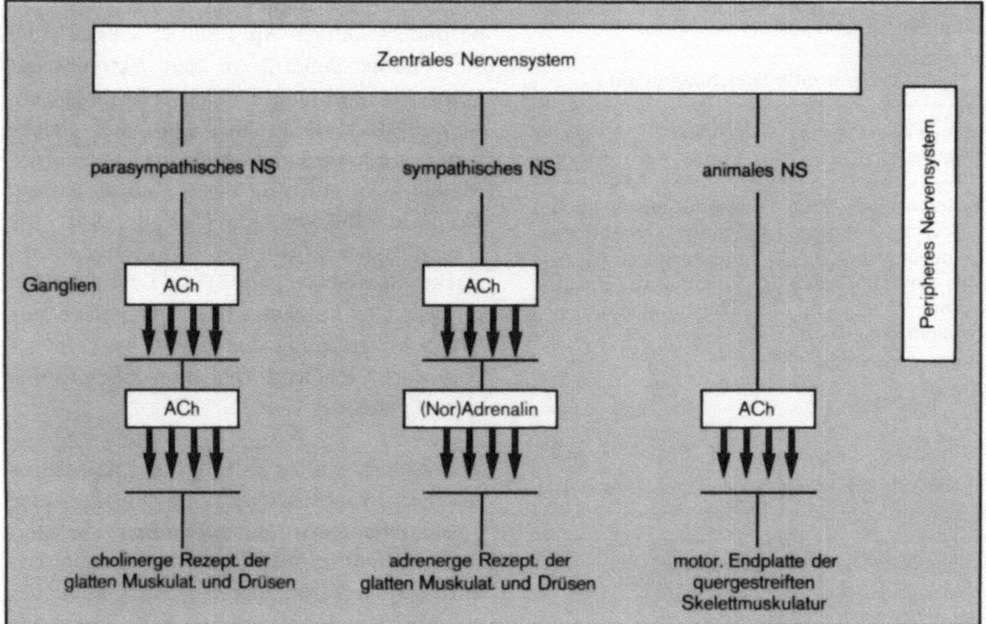

Abb. 3.10. Pathogenese der endogenen Acetylcholin-Vergiftung. Schematische Darstellung der neuro-neuralen und neuro-muskulären Impulsübertragungen im vegetativen und animalen Nervensystem. Neurotransmitter Acetylcholin (= ACh)

(„stecknadelkopfgroße Pupillen") manifestieren; es kann durchaus zu mittelweiten selten auch zu weiten Pupillen (Mydriasis) kommen. Die Acetylcholinwirkungen auf das Herz-Kreislauf-System manifestieren sich weniger in Bradykardie und Hypotonie als vielmehr – durch Überwiegen des Sympathikus – in Tachykardie und Hypertonie. Starke Bronchosekretion kann für den Patienten lebensbedrohlich sein, denn sie führt zu einer Überwässerung der Lunge, d. h. einem Lungenödem. Da dieses Lungenödem *nicht,* wie sonst üblich, kardial oder durch Schädigung der Lungengefäße (s. 3.4.2.) entstanden ist, bedarf es einer speziellen Therapie (s. u.)!
Die Symptome im *sympathischen NS* werden dann deutlich, wenn hohe Katecholaminkonzentrationen (vgl. Abb. 3.10.) die parasympathischen Wirkungen überdecken. Häufig ist dies im Herz-Kreislauf-System der Fall, woraus Tachykardie und Hypertonie resultieren. Nicht selten finden sich auch Erhöhungen des Blutzuckers (Tabelle 3.3.). Schwere Alkylphosphatintoxikationen gehen mit einer

Tabelle 3.3. Symptome der endogenen Acetylcholin-Vergiftung: *Sympathisches Nervensystem*

1. Augen	*2. Herz-Kreislauf-System*
mittelweite Pupillen	normale Herzfrequenz
(selten auch Mydriasis)	oder Tachykardie
	normaler Blutdruck
	oder Hypertonie

3. Stoffwechsel
Hyperglykämie
metabolische (Laktat-)
Azidose
Lipolyse

(Laktat-)Azidose einher. Ob sie Folge peripherer Vasokonstriktion durch die hohen Katecholaminkonzentrationen ist oder eine andere Ursache hat, ist bisher nicht geklärt.
Akut lebensbedrohliche Symptome – abgesehen von der Bronchosekretion und dem daraus resultierenden Lungenödem – resultieren aus den Wirkungen von Acetylcholin im *animalen NS*. Es kommt zu einer Depolarisation der Muskelzellen, die sich anfänglich in un-

Tabelle 3.4. Symptome der endogenen Acetylcholin-Vergiftung: *Animales Nervensystem*

Quergestreifte Skeletmuskulatur	
Unwillkürliche Erregung	Lähmung
Fibrillationen der Zunge (= Sprachstörungen) Fibrillationen der Gesichts- und Thoraxmuskulatur Myoklonien an Extremitäten (= „Krämpfe")	Atemlähmung durch Paralyse der Thoraxmuskulatur Lähmung der übrigen Skeletmuskulatur

Tabelle 3.5. Symptome der endogenen Acetylcholin-Vergiftung: *Zentrales Nervensystem*

Zunehmende Bewußtseinseintrübung (Somnolenz → Sopor → Koma)
Zentrale Atemlähmung
Hypothermie

Tabelle 3.6. Wichtige – weil lebensbedrohliche – Symptome der Alkylphosphat-Vergiftung, sowie deren Ursache und Soforttherapie

Symptome	Ursachen	Soforttherapie
Atemlähmung	Paralyse der Thoraxmuskulatur, verminderte zentrale Atemstimulation	künstliche Beatmung nach endotrachealer Intubation Injektion von Toxogonin (1× 250 mg i. v.)
„Lungenödem"	Flüssigkeitssekretion in die Bronchiallumina (Bronchosekretion) und Bronchokonstriktion	Atropin (2–3 mg/15 min initial) O$_2$-Zufuhr Absaugen der Flüssigkeit aus dem Tracheobronchialsystem (Toxogonin s. o.)
Metabolische Azidose	Laktatanstieg (durch Vasokonstriktion?)	Natrium-Bikarbonat od. Trispuffer nach Basendefizit
Hypothermie	zentr. Dysregulation	Wärmeschutz Wärmezufuhr

willkürlichen Erregungen (Fibrillationen) der besonders aktiven Muskeln im Gesicht und am Thorax äußert. An den Extremitäten kommt es zu krampfähnlichen Bewegungen, wenn synergistische Muskelgruppen gleichzeitig erregt werden. Es handelt sich dabei um Myoklonien und nicht um zentral ausgelöste Krämpfe. Im weiteren Verlauf führt die Dauerdepolarisation der Muskelzellen zu starker Schwäche (Parese) und Lähmung (Paralyse). Die Lähmung der Atemmuskulatur tritt sehr frühzeitig ein und ist wesentlicher Faktor der lebensbedrohlichen Ateminsuffizienz (Tabelle 3.4.).

Zentrales NS. Durch die große Zahl neuroneuraler Synapsen im ZNS lassen sich keine umschriebenen Ausfallerscheinungen feststellen, sondern nur diffuse Veränderungen. Relativ spät im Verlauf der Vergiftung kommt es zu zunehmender Bewußtseinseintrübung von Somnolenz bis zum Koma. Die zentrale Atemlähmung tritt schon bei erhaltenem Bewußtsein ein. Die bei schweren Intoxikationen häufig zu beobachtende Hypothermie scheint ebenfalls zentraler Genese zu sein (Tabelle 3.5.).

Die Symptomatik einer Alkylphosphatintoxikation ist vom Ausmaß der Acetylcholinesterasehemmung abhängig. Bei leichten Vergiftungen ist dieses Enzym nur relativ gering gehemmt, so daß auch nur ein Teil der Symptomatik beobachtet werden kann. Bei stärkerer Enzymhemmung liegt eine mittelschwere und bei vollständiger Hemmung eine schwere Alkylphosphatintoxikation vor. Demnach lassen sich *mehrere Vergiftungssyndrome* unterscheiden:

Leichte Intoxikation (AChE 60–40% der Norm): Sie ist vorwiegend durch parasympathische Wirkungen gekennzeichnet, wie Miosis, Sehstörungen, verstärkter Speichelfluß, Übelkeit oder uncharakteristische Symptome wie Kopfschmerzen und Schwindel.
Mittelschwere Intoxikation (AChE 40–20% der Norm): Die o. g. Beschwerden sind verstärkt; es kommt weiterhin zu Engegefühl in der Brust, allgemeiner Muskelschwäche und

evtl. Muskelfibrillationen. Das Sprechen ist erschwert, es treten krampfartige Leibschmerzen auf, die von Erbrechen und Durchfall begleitet sein können.

Schwere Intoxikation (AChE 20–0% der Norm): Neben den genannten Symptomen wird das Vergiftungsbild entscheidend durch das Atemnotsyndrom geprägt. Es ist durch mindestens 4 verschiedene Komponenten bedingt und ist für den Patienten lebensbedrohlich. Die Komponenten sind: Bronchosekretion, Bronchokonstriktion, Paralyse der Thoraxmuskulatur, Verminderung der zentralen Atemstimulation. Diese Vitalstörung tritt sehr frühzeitig auf, und zwar schon bevor eine deutliche Bewußtseinseintrübung besteht. Erst wenn die Atemlähmung so weit fortgeschritten ist, daß künstliche Beatmung unumgänglich ist, kommt es zur Bewußtseinseintrübung bis zum Koma; die Bewußtseinseintrübung ist jedoch nicht Folge von Hypoxie und Hirnödem sondern besteht auch bei suffizienter Beatmung.

(T) Die Therapie orientiert sich an dem besonderen Wirkungsmechanismus dieser Vergiftung. Es stehen wirksame Gegenmittel (Antidote) zur Verfügung. Atropin ist ein symptomatisches Antidot, das imstande ist, die parasympathischen Wirkungen – aber auch nur diese(!) – wieder aufzuheben. Obidoxim (Toxogonin) ist ein kausales Antidot; es ist ein Cholinesterasereaktivator, der bei leichten Vergiftungen imstande ist, die Vergiftungserscheinungen zu beseitigen und bei mittelschweren Vergiftungen diese zu mildern; bei schweren Vergiftungen wird meist nur eine rasch vorübergehende Besserung erreicht. „Sehr gut" sprechen Vergiftungen durch E 605 forte und Dimecron 20 an, „gut" solche durch Metasystox R und Dipterex, während Obidoxim bei Vergiftungen durch Roxion oder Perfekthion „schlecht" wirkt bzw. kontraindiziert ist. Toxogonin wird *nicht* wie Atropin nach Wirkung sondern unabhängig davon bei den „sehr gut" bis „gut" ansprechenden Präparaten in einer Dosis von 1 bis 3 mal 250 mg dem Erwachsenen in den ersten 24–48 h nach Gifteinnahme intravenös injiziert; später oder in höherer Dosis ist Toxogonin wirkungslos oder sogar gefährlich, da

die gehemmte AChE dann „gealtert", d. h. nicht mehr reaktivierbar ist.

Auf keinen Fall aber sind die übrigen Maßnahmen der Intensivtherapie oder Entgiftung (s. u.) durch diese Antidote überflüssig!

Die Alkylphosphat-Vergiftung kann sehr rasch verlaufen und innerhalb weniger Minuten bis Stunden zum Tode führen. Die akut lebensbedrohlichen Symptome sowie deren Ursachen und Therapie sind in Tabelle 3.6. wiedergegeben.

Da diese Vergiftung ein rasches und sicheres Handeln erfordert und wenige Minuten über das Wohl des Patienten entscheiden können, sollen die Maßnahmen, die vordringlich sind, als *Sofortmaßnahmen* den *weiterführenden Maßnahmen* gegenübergestellt werden. Die Reihenfolge der Sofortmaßnahmen ist in Tabelle 3.7. aufgelistet.

Die weiterführenden Maßnahmen sind identisch mit der spezifischen Therapie zur Entgiftung vor und nach der Resorption, wie in Tabelle 3.8. dargestellt.

Ein Clearance-Vergleich der verschiedenen Eliminationsmaßnahmen (Tabelle 3.9.) zeigt, daß die Vergiftung durch E 605 forte nicht durch Hämodialyse behandelbar ist (Parathion ist nicht dialysabel), und daß die beste

Tabelle 3.7. Reihenfolge, in der die verschiedenen *Sofortmaßnahmen* bei Alkylphosphat-Vergiftung durchgeführt werden müssen

Atropin	2–3 mg/15 min i. v., in der Initialphase bei (mittel)schweren Vergiftungen
Beatmung	nach endotrachealer Intubation (oder im äußersten Notfall: Mund-zu-Nase-Beatmung)
Absaugen	des Tracheobronchialsekrets
O_2-Insufflation	über Trachealtubus oder Nasensonde
Toxogonin	250 mg (3–4 mg/kg KG) i. v.
$NaHCO_3$	nach dem Ausmaß der metabolischen Azidose (bei schweren Vergiftungen auch ohne Säure/Basen-Status sind etwa 200 mmol i. v. gerechtfertigt)
Wärmeschutz	oder Wärmezufuhr bei längerem Liegen bzw. Transport

Elimination durch Hämoperfusion mit Amberlite XAD-4 (Haemoresin) erreicht wird. Aber auch die Hämoperfusion mit beschichteter Aktivkohle (Haemocol, Adsorba 300 C) ergibt gute Clearance-Werte.

Merke:
Die Art der Symptomatik einer Alkylphosphat-Vergiftung ist von dem Ausmaß der (Acetyl-)Cholinesterasehemmung abhängig. Die klassischen parasympathischen Wirkungen können durch gleichzeitig bestehende hohe Katecholaminkonzentrationen überdeckt sein. Akut lebensbedrohlich ist die Ateminsuffizienz,

die durch Lähmung der Atemmuskulatur, zentrale Atemdepression, Bronchosekretion und Bronchokonstriktion zustande kommt. Durch die Atropintherapie können nur Bronchosekretion und Bronchokonstriktion aufgehoben werden; die anderen Ursachen der Ateminsuffizienz machen frühzeitige Intubation und Beatmung erforderlich. Als Maß für die Atropindosierung gilt die Flüssigkeitssekretion in die Bronchiallumina. In der Initialphase schwerer Vergiftungen beträgt die Dosis 2–3 mg pro 15 Minuten (d. h. etwa in den ersten beiden Stunden nach Ingestion) i. v.; in den folgenden 2 Tagen sollten bei schweren Fällen 2 mg Atropin pro Stunde nicht unterschritten werden. Die maximale Obidoxim (Toxogonin) Dosis beträgt 3 × 250 mg i. v. für den Erwachsenen innerhalb der ersten 24–48 h.
Pupillenweite oder Salivation sind als Maß nicht geeignet. Bei schweren Intoxikationen ist die Hämoperfusion mit Amberlite XAD-4 oder beschichteter Aktivkohle indiziert.

Tabelle 3.8. *Weiterführende Maßnahmen* mit dem Ziel der Giftelimination *vor* und *nach* der Resorption des Alkylphosphats

Entgiftung *vor* der Resorption	Ausgiebige Magenspülung (60 l und mehr [100 l] Wasser)
	Instillation von 40 g Carbo medicinalis (4–6 stdl. wieder abzusaugen und durch neue Aktivkohle zu ersetzen)
	Diarrhö auslösen *nur* wenn gute Peristaltik auskultierbar (wiederholte Kontrolle, da Atropintherapie zur Lähmung der Magen/Darm-Peristaltik führt)
Entgiftung *nach* der Resorption	Hämoperfusion mit Amberlite XAD-4 (Haemoresin) oder beschichteter Aktivkohle (Haemocol, Adsorba 300 C)
	Forcierte Diurese ist kontraindiziert (Lungenödem!)

3.3.2. Herbizide

3.3.2.1. Bipyridyliumverbindungen
Aus der Gruppe der Unkrautbekämpfungsmittel (Herbizide) haben die Bipyridyliumverbindungen Paraquat und Diquat die größte klinische Bedeutung.

Tabelle 3.9. Unterschiedliche Clearance der wichtigsten Alkylphosphate durch Hämodialyse (Ultraflow 200) oder Hämoperfusion mit beschichteter Aktivkohle (Haemocol) oder Adsorberharz Amberlite XAD-4 (Haemoresin)

Alkylphosphat	Clearance durch Hämodialyse Spule: „Ultraflow 200" (% des Flow)	Clearance durch Hämoperfusion mit	
		beschichteter Aktivkohle (% des Flow)	Amberlite XAD (% des Flow)
Parathion (E 605 forte)	0,00	59,20	81,33
Paraoxon	38,80	60,93	98,85
Demeton-S-Methylsulfoxid (Metasystox R)	52,98	83,70	97,56
Dimethoat (Roxion, Perfekthion)	59,07	87,84	100,00

Diese Unkrautbekämpfungsmittel zerstören alle chlorophyllhaltigen Pflanzen (nicht nur Unkraut). Die weite Verbreitung dieser Substanzen beruht auf einer Besonderheit, die die Arbeit des Landwirtes und Gärtners sehr erleichtert: Es werden nur die Pflanzenteile zerstört, die mit den Herbiziden direkt in Kontakt kommen. Paraquat und Diquat, das nicht auf Pflanzen trifft, sondern auf den Boden fällt, wird dagegen irreversibel an den Erdboden gebunden, dadurch inaktiviert und wirkungslos. Das bedeutet, ein Feld oder Beet kann unmittelbar nach der Behandlung mit Paraquat oder Diquat bestellt werden; sämtliches Unkraut ist beseitigt, die aufkeimenden Triebe der Kulturpflanzen werden nicht geschädigt, denn die restlichen Herbizidmengen sind am Erdboden gebunden. Man bezeichnet diese Herbizide daher auch als „Chemische Sense".

Wenn sie akzidentell oder in suizidaler Absicht per os eingenommen werden, sind Paraquat und Diquat für den Menschen äußerst giftig. Ein bis zwei Schluck der konzentrierten Handelspräparate können tödlich sein. Folgende Handelspräparate enthalten diese Herbizide einzeln oder im Gemisch: Gramoxone, Gramoxone-S, Reglone, Duanti, Gramixel, Terraklene.

(D) Es gibt einen sehr einfachen und sicheren Screening-Test, der im Mageninhalt oder Urin des Patienten durchgeführt wird (vgl. Kap. 1.5.2., Tabelle 1.7., Abb. 1.15., 1.16.). Die Proben werden alkalisiert und nach Zugabe einer Messerspitze Natriumdithionit kommt es zur Blau-grün-Verfärbung der Probe, auch wenn nur Spuren von Paraquat oder Diquat darin enthalten sind.

Die Symptomatik ist in der Initialphase der Vergiftung wenig charakteristisch; Verätzungsspuren können Hinweise geben. Meist läßt sich die Diagnose aber anamnestisch stellen, da diese Substanzen nicht zu einer Beeinträchtigung des Bewußtseins führen und die Patienten über das Entstehen der Vergiftung Auskunft geben können.

(S) *Zentrales Nervensystem:* Primär keine Beeinträchtigung.

Kardiovaskuläres System: Nach Resorption großer Mengen kommt es zum *foudroyanten* Vergiftungsverlauf und wenige Stunden (oder 1–2 Tage) post ingestionem zum akuten Herz-Kreislauf-Versagen.

Andere Organe: Es gibt *lokale* und *systemische* Wirkungen. Die lokalen Veränderungen entsprechen Verätzungen, jedoch entstehen sie nicht, weil Paraquat und Diquat starke Säuren oder Laugen wären, sondern weil die Herbizide direkt zellschädigend (zytotoxisch) wirken. Die Symptomatik ist in Tabelle 3.10. zusammengefaßt.

Die lokalen Wirkungen äußern sich durch brennende Schmerzen im Mund, Rachen und Ösophagus. Aufgrund einer toxischen Gastroenteritis kommt es zu Leibschmerzen, Erbrechen und Durchfall. Die Schleimhaut wird zerstört, so daß Erosionen und blutende Ulzerationen entstehen. Auf dieses Stadium folgt in Abhängigkeit von der eingenommenen Giftmenge ein symptomloses (-armes) Intervall von Stunden bis Tagen. In dieser Zeit

Tabelle 3.10. Lokale und systematische Wirkungen bei Vergiftungen per os durch Paraquat oder Diquat; die systemischen Wirkungen können nach einem symptomlosen (-armen) Intervall von Stunden bis Tagen auftreten. Der *foudroyante* Verlauf ist Folge einer großen, der *protrahierte* Verlauf Folge einer geringeren Dosis

---

I. *Lokale* Wirkungen
Schmerzen im Mund, Rachen Oesophagus,
„Toxische Gastroenteritis" = Leibschmerzen,
Erbrechen und Durchfall; später Erosionen und
blutende Ulzerationen im Verdauungstrakt

↓

Symptomloses (-armes) Intervall
von Stunden bis Tagen

↓

II. *Systemische* Wirkungen

A. Foudroyanter Verlauf	B. Protrahierter Verlauf
Herz-Kreislauf-Versagen	Niereninsuffizienz
Lungenödem	Vorübergehende
Nierenversagen	andere Organ-
Leberschädigung	insuffizienzen

Paraquat	Diquat
↓	↓
Progrediente irreversible Lungenfibrose	Restitutio ad integrum

---

wird die Gefährlichkeit der Vergiftung meist unterschätzt.

Nach diesem Intervall kommt es zu systemischen Wirkungen. War die resorbierte Giftstoffmenge groß, so resultiert ein akuter und dramatischer *(foudroyanter)* Vergiftungsverlauf. Dann kommt es innerhalb von Stunden bis wenigen Tagen zum akuten Herz-Kreislauf-Versagen, Lungenödem, Nierenversagen und Leberschädigung.

Bei einer geringeren resorbierten Giftmenge resultiert ein *protrahierter* Verlauf, und es werden diese Organe relativ wenig in Mitleidenschaft gezogen, so daß sie sich nach einigen Tagen wieder erholen. Deutlich ausgeprägt bleibt in diesen Fällen allerdings meist die Niereninsuffizienz, denn Paraquat und Diquat werden mit dem Urin ausgeschieden, so daß sehr hohe Konzentrationen in den Nieren auftreten und dieses Organ schädigen. Wird diese Vergiftungsphase überlebt, so heilt die Vergiftung nach Diquat in der Regel ohne Spätfolgen aus (Restitutio ad integrum). Bei der Vergiftung durch Paraquat jedoch kommt es zwei bis drei Wochen post ingestionem zu Lungenschäden, die aufgrund einer besonderen Affinität der Lunge zu Paraquat entstehen. Während alle anderen Organe Paraquat wieder in die Blutbahn abgeben, wenn die Blutspiegel abgesunken sind, reichert das Lungengewebe Paraquat aktiv in sich an. Dadurch entstehen nach zwei bis drei Wochen hohe Paraquatkonzentrationen in der Lunge, während in allen anderen Organen bereits kein Paraquat mehr nachweisbar ist. Diese hohen Paraquatkonzentrationen in der Lunge führen zur langsam fortschreitenden irreversiblen Lungenfibrose, die nach zwei bis drei Wochen trotz aller therapeutischen Maßnahmen mit dem Tode endet. Die allgemeine Giftigkeit von Paraquat und Diquat wird in Anwesenheit von Sauerstoff erhöht. Aufgrund eines biochemischen Prozesses kommt es zu Reaktionen zwischen Paraquat bzw. Diquat mit dem Sauerstoff, woraus besonders toxische Substanzen entstehen.

(T) Allgemeine Intensivtherapie unter Berücksichtigung folgender spezieller Gesichtspunkte: Vermeidung jeglicher zusätzlicher Sauerstoffzufuhr! Im Gegenteil, der Luft des

spontan atmenden Patienten soll über eine „O_2-Sonde" 4 l Stickstoff/min zugemischt werden, um dadurch den Sauerstoffanteil in der Lunge zu verringern. Wird der Patient mit dem Respirator beatmet, so hat eine N_2-Zumischung zum Beatmungsluftgemisch zu erfolgen. Der arterielle pO_2 soll nicht mehr als 50–60 mm Hg betragen. Ist die spontane Oxigenierung des Blutes (ohne N_2-Zumischung) nicht mehr ausreichend, so sind erst die Möglichkeiten der PEEP-Beatmung auszuschöpfen, bevor die Sauerstoffkonzentration erhöht wird. Es ist nicht erwiesen, ob die Gabe von einem Immunsuppressivum, z. B. Nebennierenrindenhormon, der Ausbildung einer Lungenfibrose entgegenwirkt. Trotzdem wird dieses Medikament (z. B. 1000 mg Prednisolon pro Tag) eingesetzt.

Die Giftelimination vor der Resorption geschieht so früh wie möglich (wenn möglich schon vor der stationären Aufnahme!) durch Auslösen von Erbrechen und durch Magenspülung. Da Paraquat und Diquat durch toxische Gastroenteritis zu beschleunigter Magen-Darm-Peristaltik und Diarrhö führen, sind die Mengen, die einige Stunden post ingestionem noch aus dem Magen entfernt werden können, unter Umständen sehr gering. Dies darf nicht dazu verleiten, eine leichte Intoxikation anzunehmen, denn in diesen Fällen sind noch große Mengen im Dünndarm vorhanden. Dann muß auf die Verstärkung der

Tabelle 3.11. Therapeutisches Vorgehen zur Entleerung des Gastrointestinaltraktes in Abhängigkeit der nachgewiesenen Paraquat- oder Diquatmenge im Mageninhalt

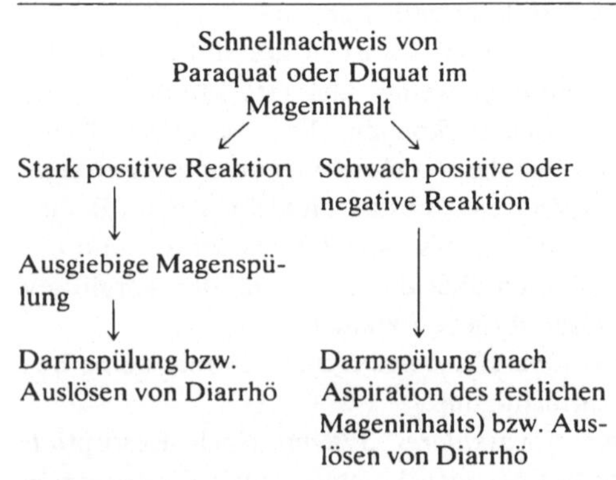

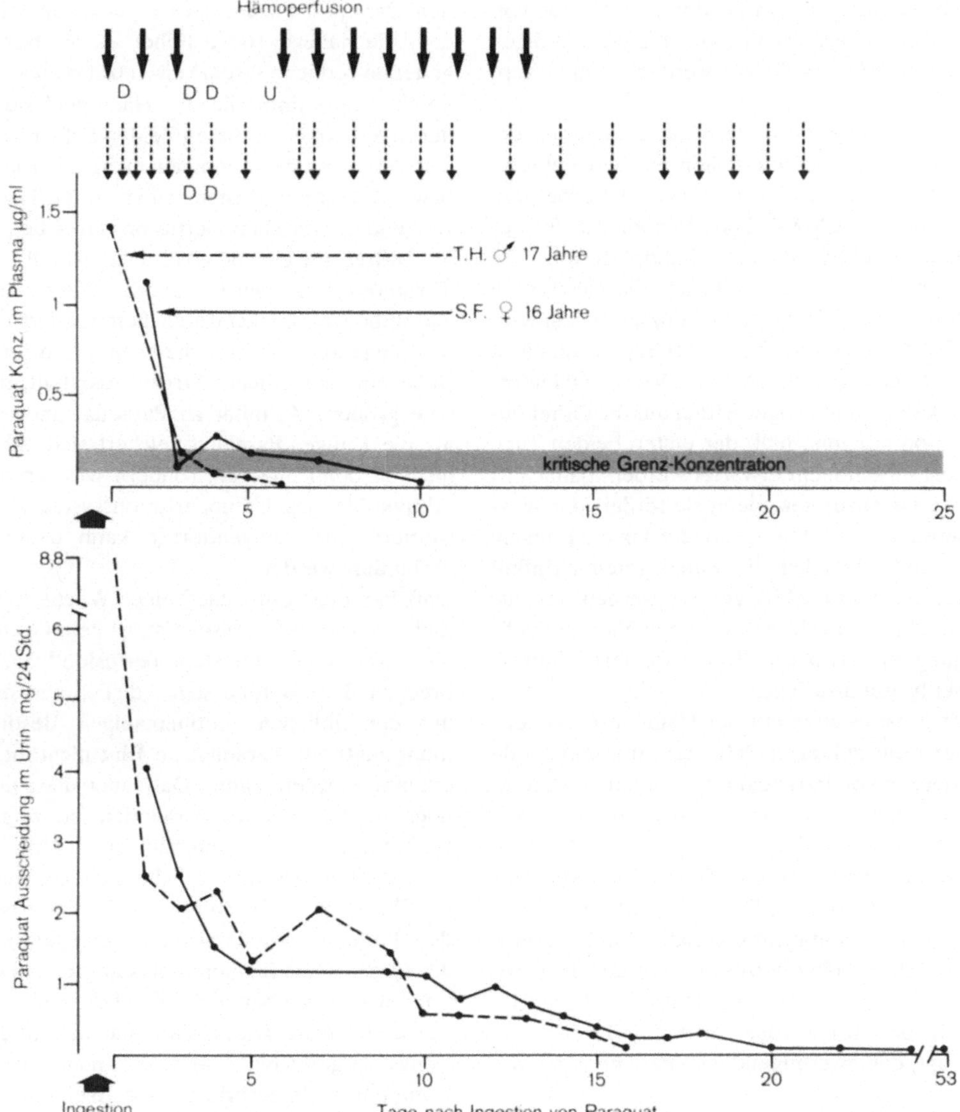

Abb. 3.11. a u. b. Verlauf der Paraquatspiegel im Plasma bzw. Urin zweier jugendlicher Patienten mit Paraquat-Vergiftung in suizidaler Absicht.

a Paraquatkonzentrationen im Plasma; oberhalb der kritischen Grenzkonzentration ist vor der Zeit in der die „Kontinuierlichen Hämoperfusion" eingesetzt wurde jeder Patient verstorben. ↓ bzw. ↓ = Hämoperfusion mit beschichteter Aktivkohle. D = Hämodialyse wegen Niereninsuffizienz. U = Ultrafiltration wegen Prä-Lungenödem. b Paraquatausscheidung im Urin (mg/24 h) der o. g. Patienten, die über mehrere Wochen anhält und zeigt, daß Paraquat sehr langsam aus dem Gewebe freigesetzt wird

Diarrhö bzw. die Darmspülung (vgl. 2.1.7.) besonderer Wert gelegt werden. Die Darmspülung ist bei Niereninsuffizienz kontraindiziert!

Wieviel Paraquat oder Diquat noch im Magen vorhanden ist, läßt sich am besten dadurch feststellen, daß der Mageninhalt abgesaugt und mit dem Schnelltest (vgl. Kap. 1.5.2., Abb. 1.15., 1.16.) die Paraquat- oder Diquatmenge abgeschätzt wird (Tabelle 3.11.).

Nach der Magenspülung und während der Diarrhö bzw. Darmspülung müssen Aufschwemmungen von Bentonit APV bzw. von Carbo medicinalis in zwei- bis vierstündigen Abständen instilliert werden (vgl. Kap. 2.1.4.).

Die Giftelimination nach der Resorption erfolgt durch Hämoperfusion mit beschichteter Aktivkohle und nicht durch das Adsorberharz Amberlite XAD-4. Die Hämodialyse ist weniger effektiv als die Hämoperfusion. Sie kann aber indiziert sein, um die gleichzeitig bestehende Niereninsuffizienz zu behandeln. Mit der Hämoperfusion gekoppelt verstärkt sie deren Clearance. Von der forcierten Diurese kann ein günstiger Effekt auf die Giftelimination nur innerhalb der ersten beiden Tage post ingestionem erwartet werden; danach ist von ihr abzuraten, denn sie fördert die Wassereinlagerung (Lungenödem!) in die Lungen. Es sollte lediglich für einen guten Urinfluß (etwa 2 l pro 24 h) gesorgt werden, um die Gefahr einer schwerwiegenden Nierenschädigung zu verringern. Keine forcierte Diurese bei Niereninsuffizienz!

Zwar ist es auch mit der Hämoperfusion bisher nicht gelungen Patienten, die sehr große Mengen von Paraquat oder Diquat eingenommen hatten, vor dem foudroyanten Vergiftungsverlauf, der innerhalb von wenigen Stunden bis Tagen zum Tode führt, zu bewahren, doch konnten Patienten mit einem protrahierten Vergiftungsverlauf durch „kontinuierliche Hämoperfusion" vor der irreversiblen Lungenfibrose und damit dem Exitus letalis bewahrt werden! In Abb. 3.11.a. ist gezeigt, daß zwei jugendliche Patienten, bei de-

nen Paraquat-Plasmaspiegel gemessen wurden, die nahezu 10mal höher als die bisher geltende tödliche Grenzkonzentration waren, durch „kontinuierliche Hämoperfusion" überlebt haben. In diesen beiden Fällen wurden 12 Hämoperfusionssäulen in 14 Tagen bzw. 21 Hämoperfusionssäulen in 21 Tagen verwendet. Die Hämoperfusionsdauer betrug im Mittel jeweils 6(–8) h. Der Abfall der Thrombozyten wurde durch Gabe von Thrombozytenkonzentraten kompensiert. Es wird angenommen, daß die Hämoperfusionssäule ein „künstliches Organ" darstellt, das eine größere Affinität zu Paraquat aufweist als die Lunge. Paraquat reichert sich daher nicht in der Lunge an, sondern wird an der Aktivkohle des Hämoperfusionssystems adsorbiert. Die Lungenfibrose kann dadurch verhindert werden.

Daß Paraquat etwa nach einer Woche nicht mehr im Blut nachweisbar ist, ist kein Grund, die „kontinuierliche Hämoperfusion" abzubrechen. Der Befund sagt lediglich aus, daß mit der üblichen routinemäßigen Bestimmungsmethode Paraquat im Blut nicht mehr erkannt werden kann. Daß aber Paraquat noch im Organismus vorhanden ist, zeigen die Konzentrationsbestimmungen im Urin. In Abb. 3.11.b. ist die tägliche Ausscheidung von Paraquat im 24-Stunden-Urin dieser beiden Patienten wiedergegeben. Die Gewebe des Organismus fungieren als ein großes Depot, aus dem über viele Wochen Paraquat freigesetzt wird. Dieses Paraquat wird in der Lunge angereichert, wenn es nicht durch Hämoperfusion adsorbiert wird. In einem Fall konnte Paraquat sogar bis zum 53. Tag post ingestionem im Urin nachgewiesen werden. Es ist daher erforderlich, zwei bis drei Wochen lang so viele Hämoperfusionen durchzuführen, wie es der Allgemeinzustand des Patienten, insbesondere die Blutgerinnung, zuläßt. Bisher scheint die „kontinuierliche Hämoperfusion" die einzige Methode zu sein, die Patienten vor der tödlichen Lungenfibrose bewahren kann.

In Abb. 3.12. ist schematisch gezeigt, auf welchen Wegen die Elimination von Paraquat und Diquat aus dem Organismus erfolgen kann.

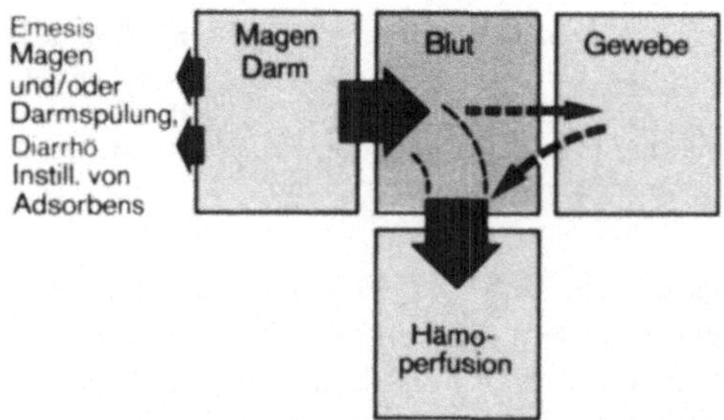

Abb. 3.12. Schematische Darstellung der Möglichkeiten zur Entgiftung bei Paraquat- oder Diquatintoxikation

Merke:
Paraquat und Diquat sind sehr gefährliche Unkrautbekämpfungsmittel; in den ersten Stunden bis Tagen nach der Einnahme kann die Symptomatik nur aus einem Brechdurchfall bestehen und daher über den Schweregrad der Vergiftung täuschen. Ein einfacher Schnellnachweis im Mageninhalt und/oder Urin sichert die Diagnose. Nach einem symptomenarmen Intervall kann es in Abhängigkeit von der eingenommenen Dosis zu einem foudroyanten Vergiftungsverlauf kommen, der innerhalb von Stunden bis Tagen tödlich endet; es kann aber auch eine protrahierte Vergiftung entstehen, die nach Diquateinnahme folgenlos überlebt wird, während nach Paraquateinnahme eine irreversible tödliche Lungenfibrose zwei bis drei Wochen später auftritt. Als besondere therapeutische Maßnahmen werden die Darmspülung, die Instillation von Adsorbenzien wie Bentonit APV oder Carbo medicinalis, die N_2-Zumischung zur Atemluft und die „kontinuierliche Hämoperfusion" eingesetzt.

3.4. Gase

Es handelt sich um eine Gruppe, in der chemisch völlig unterschiedliche Stoffe zusammengefaßt sind, die nur gemeinsam haben, daß sie bei Zimmertemperatur im gasförmigen Zustand vorliegen. Aufgrund ihrer wichtigsten toxikologischen Eigenschaften werden sie in erstickend wirkende Gase (Stickgase) und auf die Schleimhaut des Tracheobronchialsystems reizend bzw. auf die Lungenalveolen und -kapillaren zerstörend wirkende Gase (Reizgase) unterteilt.

3.4.1. Stickgase

Die Stickgase können in solche unterteilt werden, die aufgrund eines chemischen Prozesses zur Gewebshypoxie und damit zur Erstickung führen und solche, die durch Verdrängung des Sauerstoffs in der Einatmungsluft zum O_2-Mangel und damit „mechanisch" zur Erstickung führen. Zu den *chemisch wirkenden* Stickgasen gehören Kohlenmonoxid, Blausäure und Schwefelwasserstoff. Zu den *mechanisch wirkenden* Stickgasen gehören die Edelgase, Stickstoff und Kohlendioxid.

Von den Stickgasvergiftungen hat nur die Vergiftung durch Kohlenmonoxid wesentliche klinische Bedeutung. Diese Vergiftung wird daher als einziges Beispiel aus dieser Gruppe besprochen.

3.4.1.1. Kohlenmonoxid

Kohlenmonoxid (CO) entsteht bei allen unvollständigen Verbrennungen; das heißt, aus Kohlenstoff entsteht bei Sauerstoffmangel nicht CO_2 (Kohlendioxid), sondern CO. Dies ist der Fall bei den Verbrennungsvorgängen in Motoren oder bei schlecht ziehenden und verrußten Badeöfen oder anderen Haushaltsöfen. Früher bestand das Haushaltsgas (Leuchtgas) zu einem nicht unerheblichen Anteil auch aus CO, während heutzutage das Haushaltsgas nahezu ausschließlich aus Methan (Erdgas) besteht. CO-Vergiftungen kommen dann vor, wenn größere Mengen von Motorabgasen eingeatmet werden oder wenn die Raumluft durch unvollständige Verbrennung in Badeöfen etc. CO angereichert ist.

Kohlenmonoxid ist farb-, geruch- und geschmacklos. Es wiegt nahezu ebenso viel wie Luft; es erfolgt eine gleichmäßige Durchmischung, so daß eine CO-Ansammlung weder in tieferen noch in höheren Luftschichten eines geschlossenen Raumes auftritt.

Wirkungsmechanismus: Kohlenmonoxid konkurriert mit dem Sauerstoff (O_2) um das Hämoglobin, das heißt, CO verdrängt O_2 aus seiner Bindung. Die Affinität vom CO zum Hb ist etwa 300fach größer als diejenige vom O_2 zum Hb. In Abhängigkeit vom Ausmaß der Verdrängung des O_2 vom Hb wird weniger O_2 zum Gewebe transportiert, so daß eine Gewebshypoxie auftritt. Die Vergiftungssymptomatik ist somit abhängig vom prozentualen Hb·CO-Gehalt im Blut (s. Tabelle 3.12.).

(D) Ein Screening-Test ist mit den Dräger-Teströhrchen (vgl. Kap. 1.5.2., Tabellen 1.7., 1.8., Abb. 1.17., 1.18.) möglich. Am Ort des Geschehens können die erhöhten CO-Konzentrationen in der Regel sehr sicher bestimmt werden. Bei Messungen der CO-Konzentration in der Ausatmungsluft des Patienten muß hingegen bedacht werden, daß diese Konzentrationen mittlerweile sehr niedrig (nicht mehr nachweisbar) geworden sein können. Fotometrisch kann im Labor der Nachweis von CO-Hämoglobin im Blut sicher und relativ einfach durchgeführt werden.

(S) *Zentrales Nervensystem, kardiovaskuläres System* und *andere Organe:* Die beiden erstgenannten Systeme sind gegenüber einem Sauerstoffmangel besonders empfindlich. Daher manifestiert sich die CO-Vergiftung in erster Linie in diesen Organen. Die Symptomatik ist anhängig von dem Ausmaß der Gewebshypoxie, bzw. von dem prozentualen $Hb \cdot CO$-Gehalt im Blut, wie in Tabelle 3.12. dargestellt.

Es sei besonders darauf hingewiesen, daß die Rosa-Verfärbung der Haut nur dann zu beobachten ist, wenn noch keine Schocksymptomatik vorliegt und die periphere Durchblutung ausreichend ist.

Tabelle 3.12. Symptome der Kohlenmonoxid-Vergiftung in Abhängigkeit vom $Hb \cdot CO$-Gehalt im Blut

$Hb \cdot CO\%$	Symptome
5–10%	leichte, eben meßbare Einschränkung des Visus (Schwelle der Verschmelzungsfrequenz gesenkt)
10–20%	leichter Kopfschmerz, Mattigkeit, Unwohlsein, Kurzatmigkeit bei Anstrengung, Herzklopfen
20–30%	Schwindel, Bewußtseinseinschränkung, Gliederschlaffheit und -lähmung
30–40%	Haut rosafarben, Bewußtseinsschwund, Atmung verflacht; Schock, Haut livide
40–60%	tiefe Bewußtlosigkeit, Lähmung, Cheyne-Stokes-Atmung, Sinken der Körpertemperatur
60–70%	tödlich in 10 min–1 h
>70%	tödlich in wenigen min

Die Gewebshypoxie führt zu Kapillarschäden mit Gewebsödemen. Dieses Gewebsödem (z. B. Hirnödem) kann viele Tage nach der Inhalation von CO das Vergiftungsbild beherrschen, obgleich keine toxischen $Hb \cdot CO$-Konzentrationen im Blut mehr nachweisbar sind. Bleibende Spätschäden können auftreten, wenn die Gewebshypoxie zu Untergang von Gehirnparenchym (wie „apoplektischer Insult") oder Myokard (wie „Herzinfarkt") geführt hat.

(T) Allgemeine Intensivtherapie; da das Ausmaß des Gewebsödems (Hirnödem) nicht voraussehbar ist, müssen auch Patienten mit scheinbar leichten bis mittelschweren CO-Vergiftungen bis zu 2 Tagen auf einer Intensivtherapiestation überwacht werden.

Das Antidot der CO-Vergiftung ist der Sauerstoff. Für eine maximale Oxigenierung des Blutes und damit des Gewebes muß Sorge getragen werden. Daher empfiehlt sich bei mittelschweren bis schweren Fällen die frühzeitige PEEP-Beatmung mit reinem Sauerstoff. Die hyperbare Oxigenation in Überdruckkammern ist ebenfalls erfolgreich, aber nur an wenigen Stellen durchführbar. Die metabolische Azidose ist durch Natriumbikarbonat oder Trispuffer auszugleichen. Der Schock und seine Folgen werden ebenso wie das Hirnödem nach den allgemeinen Maßnahmen der Intensivtherapie behandelt.

Merke:
Eine CO-Vergiftung entsteht am häufigsten durch Einatmung von Autoabgasen oder stark CO-haltiger Luft bei unvollständiger Verbrennung schwelender und verrußter (Bade-)Öfen. CO hat eine größere Affinität zum Hämoglobin als O_2, wodurch O_2 verdrängt wird und $Hb \cdot CO$ entsteht. Die Folgen sind Hypoxämie und Gewebshypoxie, die für die Symptome verantwortlich sind. In Abhängigkeit vom $Hb \cdot CO$-Gehalt kommt es zu Müdigkeit, Kopfschmerzen, Bewußtseinseinschränkung und Koma, sowie zur Depression des Herz-Kreislauf-Systems mit Schocksymptomatik. Hohe $Hb \cdot CO$-Konzentrationen können in 10 Minuten bis einer Stunde

tödlich sein. Das Antidot ist der Sauerstoff. Die kausale Therapie ist daher die Beatmung mit reinem Sauerstoff.

3.4.2. Reizgase

Die Reizgase haben ihren Namen von der Eigenschaft, zu Reizerscheinungen im Respirationstrakt (Brennen und Kratzen in der Nase und Pharynx, Glottisödem, Schwellung der Bronchialschleimhaut, Bronchokonstriktion, inspiratorischer Stridor, Husten, schleimiger Auswurf) zu führen. Die Reizgase lassen sich nach ihrer Gefährlichkeit unterteilen in solche, die vorwiegend auf den oberen Respirationstrakt (Nase, Pharynx, Larynx und Trachea), den mittleren Respirationstrakt (Bronchien und Bronchiolen) oder den terminalen Respirationstrakt (Bronchiolen, Alveolen, Kapillaren) wirken. Wo der primäre Wirkort der Reizgase liegt, ist von der Wasser- bzw. Fettlöslichkeit (Lipoidlöslichkeit) der Gase abhängig. Gut wasserlösliche Reizgase schlagen sich frühzeitig in dem wäßrigen Flüssigkeitsfilm des oberen Respirationstraktes nieder; die weniger gut wasserlöslichen gelangen bis in den mittleren Respirationstrakt und die kaum wasserlöslichen, aber gut fettlöslichen in den terminalen Respirationstrakt. Bei dieser Einteilung handelt es sich um graduelle Unterschiede. In Abhängigkeit von der Dosis und der Einwirkungsdauer können grundsätzlich alle Reizgase auf jeden Abschnitt im Respirationstrakt wirken.

Entsprechend dem Wirkort variiert die Symptomatik der Reizgasvergiftung von einem Husten-Bronchitis-Syndrom bis zum akut lebensbedrohlichen Lungenödem. Diese Verhältnisse sind schematisch in Tabelle 3.13. wiedergegeben. Reizgasvergiftungen machen etwa 2% der akuten Vergiftungen aus. Im folgenden wird jeweils ein Beispiel eines Reizgases mit überwiegendem Angriffspunkt auf den oberen und auf den terminalen Respirationstrakt dargestellt. Die Reizgasintoxikation im mittleren Respirationstrakt ähnelt beiden Beispielen.

3.4.2.1. Angriffspunkt oberer Respirationstrakt (Ammoniak)

Neben Ammoniak (NH_3) sind die wichtigsten Vertreter dieser Gruppe Chlorwasserstoffgas (HCl) und Formaldehyd (HCHO). Ammoniak wird in chemischen Labors und der Kälte-Industrie verwendet. Die Einatmung kann zu harmlosen Reizerscheinungen im oberen Respirationstrakt führen oder ein lebensbedrohliches Glottisödem auslösen.

(D) Als Screening-Test werden die Dräger-

Tabelle 3.13. Verschiedene Angriffspunkte von Reizgasen. In Abhängigkeit von der Wasserlöslichkeit bzw. der Lipoidlöslichkeit wird primär der obere, mittlere oder terminale Respirationstrakt betroffen. Die Symptome treten im oberen und mittleren Respirationstrakt innerhalb von Minuten bis Stunden auf, während sie im terminalen Respirationstrakt eine Latenz von Stunden bis Tagen aufweisen

	Oberer Resp. Trakt:	*Mittlerer Resp. Trakt:*	*Terminaler Resp. Trakt:*
Ort der Schädigung	Pharynx Larynx Trachea	Bronchien Bronchiolen	Bronchiolen Alveolen Kapillaren
Latenz bis Wirkungseintritt	Sofortwirkung	Minuten bis Stunden	Stunden bis Tage
Symptomatik der Vergiftung	Kratzen i. Pharynx Husten Glottisödem inspir. Stridor	Husten, schleimiger Auswurf Bronchokonstriktion Bronchopneumonie	Atemnot, Zyanose Husten, schaumiger Auswurf Lungenödem
Löslichkeit der Reizgase	Gute Wasserlöslichkeit		Gute Lipoidlöslichkeit
Beispiele von Reizgasen	Ammoniak (NH_3) Chlorwasserstoff (HCl) Formaldehyd (HCHO)	Schwefeldioxid (SO_2) Chlorgas (Cl_2) Isozyanate	Stickstoffdioxid (NO_2) Phosgen ($COCl_2$) Ozon (O_3)

Teströhrchen (vgl. Kap. 1.5.2., Tabellen 1.7., 1.8., Abb. 1.17., 1.18.) eingesetzt, mit denen Ammoniak in der Luft nachgewiesen wird. Eine klinisch-toxikologische Analytik z. B. im Blut erübrigt sich, da Ammoniak in dem Flüssigkeitsfilm des oberen Respirationstraktes verbleibt und nicht resorbiert wird.

(S) *Zentrales Nervensystem* und *Kardiovaskuläres System* sind nicht betroffen.

Andere Organe: Entsprechend dem Angriffspunkt im oberen Respirationstrakt kommt es zu *lokalen Wirkungen* mit Reizerscheinungen in Augen, in Nase, im Rachen, Larynx und Trachea. In Abhängigkeit von der Dosis und der Einwirkungsdauer treten seröse Entzündung bis schwere Verätzung mit anschließender Narbenbildung auf. Das entzündliche Ödem im Kehlkopf bzw. der Epiglottis kann so stark sein, daß die Schwellung der Schleimhaut die Luftwege verlegt, und der Patient infolge dieses akuten Glottisödems erstickt.

(T) An erster Stelle steht die Beachtung und eventuelle Therapie des lebensgefährlichen Glottisödems. Dies erfordert frühzeitige Intubation oder sogar Tracheotomie. Die Entzündungserscheinungen am oberen Respirationstrakt lassen sich durch lokale Anwendung von Dexamethason (Auxiloson) als Dosier-Aerosol vermindern. Der Gefahr einer Sekundärinfektion wird durch Antibiotika entgegengewirkt. Die übererregte Bronchialmuskulatur wird durch Inhalation eines Parasympatholytikums (Atrovent) oder eines Beta-2-Stimulators (Berotec) behandelt.

> **Merke:**
> Ammoniak führt zu Reizerscheinungen im oberen Respirationstrakt. Diese werden sehr frühzeitig bemerkt und haben daher eine gute Warnwirkung. Die Reizerscheinungen sind einer Entzündung gleichzusetzen. Diese Entzündung kann zur Schwellung der Epiglottis führen, die so stark ausgeprägt ist, daß der Patient an einem Glottisödem erstickt. Das primäre Augenmerk ist daher auf diese Gefahr zu richten. Medikamentös lassen sich die Schwellungen gut durch Inhalation von Dexamethason (Auxiloson) behandeln.

3.4.2.2. Angriffspunkt terminaler Respirationstrakt (Stickstoffdioxid)

Stickstoffdioxid (NO_2) ist ein braungefärbtes Gas, das z. B. bei der Einwirkung von Salpetersäure auf Metalle entsteht. Es ist Bestandteil der Industrieabgase und (ebenso wie CO) ein wichtiges Gas des „Smog" und damit ein erhebliches Umweltschutzproblem. Zusammen mit dem farblosen Stickstoffmonoxid (NO) gehört es zu den „Nitrosegasen".

(D) Als Screening-Test wird das entsprechende Dräger-Teströhrchen (vgl. Kap. 1.5.2., Tabellen 1.7., 1.8., Abb. 1.17., 1.18.) verwandt. Wenn gleichzeitig NO als Methämoglobinbildner vorhanden ist, so kann das Methämoglobin fotometrisch nachgewiesen werden.

(S) *Zentrales Nervensystem* und *Kardiovaskuläres System* sind primär nicht betroffen.

Andere Organe: Nach einem kurzen Durchgangssyndrom, das sich als Reizerscheinung im oberen und mittleren Respirationstrakt (Brennen im Larynx, Husten, Schleimabsonderung) manifestiert, kommt es mit einer Latenz von Stunden bis Tagen zur Ausbildung eines toxischen Lungenödems. Das Lungenödem entsteht aufgrund toxischer Permeabilitätssteigerung der Lungenkapillaren. Dadurch tritt eiweißreiche Flüssigkeit in das Interstitium und bei schweren Intoxikationen in den Alveolarraum über. Dieses Lungenödem muß von einem kardial bedingten Lungenödem streng getrennt werden! Messungen des diastolischen P_a-Drucks bzw. des P_c-Drucks zeigen, daß diese bei Stickstoffdioxidintoxikation erniedrigt sind, während die Herzinsuffizienz zu einer Erhöhung führt. Der Flüssigkeitsverlust in die Lunge führt zur O_2-Diffusionsstörung, Hämokonzentration und Hypovolämie.

(T) Das toxische Lungenödem durch Reizgase wie Stickstoffdioxid ist therapeutisch schwer zu beeinflussen. Gute Erfolge haben sich durch Inhalation von Dexamethason (Auxiloson) erzielen lassen. Dadurch wird eine Gefäßabdichtung erreicht und das Lungenödem vermindert oder aber sogar verhindert. Im Gegensatz zum kardial bedingten Lungenödem muß eine Volumensubstitution in Abhängigkeit von den gemessenen Druckwerten im kleinen Kreislauf (diastolisch P_a- und P_c-

Druck) bzw. vor dem rechten Herzen (ZVD) vorgenommen werden. Diese Volumensubstitution ist nur dann erforderlich, wenn eine klinisch relevante Hypovolämie bzw. Hämokonzentration vorliegt. Die Volumengabe birgt die Gefahr, daß der Flüssigkeitseinstrom in die Lunge verstärkt wird; sie muß daher besonders kritisch abgewogen werden. Weiterhin sind frühzeitige PEEP-Beatmung, möglichst Vermeidung hoher Sauerstoffkonzentrationen in der Beatmungsluft und Heparinisierung indiziert.

Bei gleichzeitiger Methämoglobinbildung durch NO wird diese mit Thionin (Katalysin) oder Methylenblau behandelt.

> **Merke:** Die Gase mit dem Angriffspunkt im terminalen Respirationstrakt wie NO_2 sind besonders deshalb gefährlich, weil nach einem vorübergehenden Reizstadium mit einer Latenz von Stunden bis Tagen das lebensbedrohliche Lungenödem entstehen kann. Durch diese Latenz wird die Gefährlichkeit der Vergiftung u. U. unterschätzt. Das Lungenödem ist anderer Genese als das bekannte kardiale Lungenödem. Es hat daher andere therapeutische Konsequenzen. Es kann Volumensubstitution indiziert sein; die Gefäßpermeabilität ist durch Inhalation von Dexamethason (Auxiloson) zu vermindern. Darüber hinaus sind besonders die frühzeitige PEEP-Beatmung und Heparinisierung wichtig.

3.5. Nahrungsmittel

Unter dieser Bezeichnung sollen Genußmittel wie Alkohol, Nikotin u. a. *nicht* verstanden werden; Vergiftungen durch diese Genußmittel werden daher auch nicht abgehandelt.

Stationär behandlungsbedürftige Nahrungsmittel-Vergiftungen sind selten, sie werden aber häufig befürchtet. Meistens handelt es sich um verdorbene Nahrungsmittel, die bakteriell, z. B. durch *Staphylokokken*, verunreinigt sind. Es kommt in diesen Fällen kurze Zeit nach der Nahrungsaufnahme zu einem mehr oder minder stark ausgeprägten Brechdurchfall mit dessen Folgen auf den Wasser- und Elektrolythaushalt. Eine stationäre Behandlung ist nur in Ausnahmefällen, z. B. bei massivem Wasser- und Salzverlust, erforderlich.

Lebensgefährlich dagegen sind Nahrungsmittel-Vergiftungen, die durch Verunreinigung der Nahrung mit bestimmten anaerob wachsenden Bakterien wie *Clostridium botulinum* (s. u.) entstehen.

Giftige Pilze sind eine weitere Ursache für lebensbedrohliche Nahrungsmittel-Vergiftungen. Tödlich verlaufende Pilzvergiftungen sind selten. Es ereignen sich etwa 10–20 tödliche Pilzvergiftungen pro Jahr in der Bundesrepublik Deutschland. Aufgrund der giftigen Inhaltsstoffe der Pilze können mehrere verschiedene Symptomenkomplexe unterschieden werden (Tabelle 3.14.):

Aufgrund des überwiegenden Anteils der Knollenblätterpilze an tödlich verlaufenden Pilzvergiftungen wird nur diese Vergiftungsart im einzelnen besprochen.

3.5.1. Botulismus

Diese Vergiftung entsteht durch bakteriell verunreinigte Nahrungsmittel. Es handelt sich um das anaerob wachsende Bakterium Clostridium botulinum, das mehrere Giftstoffe absondert. Zur Zeit sind sieben verschiedene Toxine bekannt, die von Clostridium botulinum gebildet werden. Es werden die Toxintypen A bis G unterschieden. In Deutschland tritt vorwiegend das Clostridium mit dem Toxintyp B auf. Die Letalität beträgt 6,5 bis 35%. Im Durchschnitt sterben pro Jahr 61 Menschen in Deutschland am Botulismus. Die Nahrungsmittel, in denen sich Clostridium botulinum am ehesten vermehren kann, sind roher, selbstgeräucherter Schinken, Wurst, andere Fleischarten, Fisch und Gemüsekonserven. Das Botulinustoxin hemmt die Freisetzung von Acetylcholin aus den Nervenendigungen; dadurch kommt es zu Lähmungen im animalen und vegetativen Nervensystem. Der Botulismus ist meldepflichtig!

Tabelle 3.14. Verschiedene Symptomenkomplexe bei Pilzvergiftungen (**Pilzsyndrome**). Vergiftungssymptome, die nach einer Latenz von weniger als 6 h nach der Pilzmahlzeit auftreten werden von weniger gefährlichen Pilzen hervorgerufen als diejenigen, die mit einer Latenz von mehr als 6 h (z. B. Knollenblätterpilz-Vergiftung!) auftreten

Latenz 0,25–6 h

Riß-, Hexen-, Satanspilz	*Muskarinsyndrom* Ähnlich wie „E 605"-Vergiftung: Leibschmerzen Übelkeit, Erbrechen Diarrhö Schweiß-, Speichel-, Tränensekretion Miosis Bronchospasmus Hitzegefühl, Hautrötung Hypotonie, Bradykardie zentrale Atemlähmung Nephritis, Niereninsuffizienz	verdorbene Pilze	*Bakterielle Toxine* Gastroenteritis (Übelkeit, Leibschmerzen, Erbrechen, Diarrhö)
Panther-, Fliegenpilz	*Pantherinsyndrom* 1. Flüchtiges Muskarinsyndrom 2. Atropinsyndrom: Mydriasis, Lichtstarrheit d. Pupillen Akkomodationsschwäche rote, trockene Haut trockene Schleimhäute Husten, Durst Tachykardie, Hyperthermie Tremor Halluzinationen Erregungszustände Hypotonie, Koma	Tintlinge + Alkohol	*„Antabus"-Effekt* flüchtige Gesichtsrötung Kopfschmerzen Ohrensausen Erbrechen Tachykardie Hypotonie Tachypnoe

Latenz mehr als 6 h

Phalloidin-Amanitin-Syndrom

Knollenblätterpilz
1. Gastroenteritis
2. Leberdystrophie
   schmerzhafte Leber
   Transaminasenerhöhung
   Bilirubinerhöhung
   Gerinnungsfaktorenerniedrigung
   VKP, hämorrhagische Diathese
   Nephritis, Niereninsuffizienz

Gyromitrinsyndrom

Speiselorchel (unsachgemäß zubereitet)
Ähnlich wie Knollenblätterpilzvergiftung, wenn Speiselorchel unsachgemäß zubereitet und gegessen wird; (Lorchel wird erst nach wiederholtem Kochen und Verwerfen des Kochwassers genießbar).

Orellaninsyndrom

Orangefuchsiger Hautkopf
(Latenzzeit 3–14 Tage)
1. Gastroenteritis
2. Nephritis, Niereninsuffizienz
3. Neuralgie

(D) Die einzelnen Toxine (A–G) können zwar tierexperimentell nachgewiesen werden (Fa. Behring-Werke), aber nicht in einem Schnelltest. Die Diagnose ist auf Anamnese und Symptomatik angewiesen. Mit einer Latenz (!) von 6–48 h (meist 24 h) nach der Mahlzeit, die mit Clostridium botulinum verunreinigt war, kommt es zum Brechdurchfall mit heftigen Leibschmerzen. Dieser Zustand hält etwa bis zum dritten Tage an, dann folgen die Symptome, die für diese Vergiftung charakteristisch sind (Abb. 3.13.). Insbesondere bei Kindern sind aber auch foudroyante Verläufe möglich, die innerhalb von 24 Stunden zum Tode führen.

(S) *Zentrales Nervensystem:* Am 2.–12. Tag post ingestionem kommt es zu Sehstörungen (Mydriasis, Akkomodationsschwäche, Augenmuskelparese und Doppeltsehen), herabhängenden Augenoberlidern (Ptosis), Mundtrockenheit und aufgrund dessen zu Schluckstörungen, Durst und Heiserkeit. Weiterhin kann es zur Lähmung der Skelettmuskulatur kommen, so daß eine lebensbedrohliche Atemlähmung resultiert.

Kardiovaskuläres System: Hypotonie, orthostatische Dysregulation und EKG-Veränderungen wie Rhythmusstörungen, T-Wellen-Abflachungen, ST-Strecken-Senkungen und kompletter (Rechts-)Schenkelblock.

Andere Organe: Nach der Initialphase innerhalb der ersten drei Tage, die durch Brechdurchfall und Leibschmerzen gekennzeichnet sind, kommt es anschließend zu einer hartnäckigen Obstipation, die bis zu einem halben Jahr andauern kann. Die Mundtrockenheit (s. o.) ist letztlich auf eine zentrale Störung zurückzuführen.

(T) Allgemeine Intensivtherapie unter besonderer Beachtung der möglicherweise eintretenden Ateminsuffizienz durch Lähmung der Thoraxmuskulatur. Wegen der Schluckstörungen muß eine nasogastrale Verweilsonde gelegt und der Patient mit Flüssignahrung ernährt werden. Die Hypotension ist mit blutdrucksteigernden Medikamenten zu behandeln. Thromboseprophylaxe beim bettlägerigen Patienten.

Zur Giftelimination vor der Resorption ist eine möglichst ausgiebige Magen-Darm-Ent-

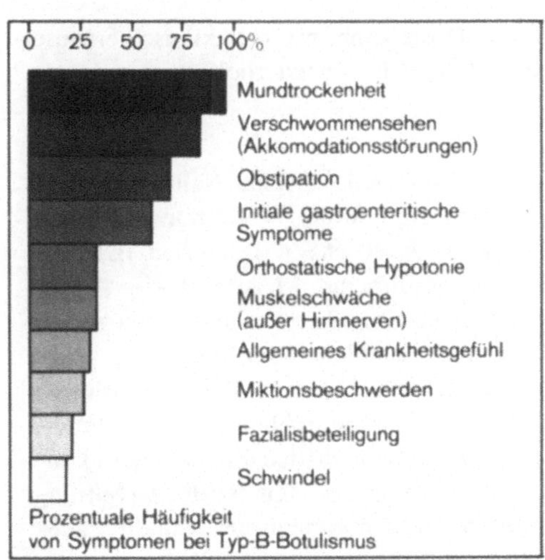

Abb. 3.13. Symptome der Nahrungsmittelintoxikation durch Clostridium botulinum. Prozentuale Häufigkeit bei Typ-B-Botulismus

leerung mit anschließender Instillation von Carbo medicinalis durchzuführen. Als symptomatische Antidote stehen reversible Cholinesterasehemmstoffe wie Prostigmin oder acetylcholinähnliche Substanzen wie Doryl zur Verfügung. Sie hemmen vorübergehend den Acetylcholinabbau bzw. wirken acetylcholinähnlich und schwächen dadurch die Botulinustoxinwirkungen ab oder heben sie auf. Bei starker Schwäche der Skelettmuskulatur kann die Gabe von Guanidin (25–50 mg/kg und Tag) versucht werden. Guanidin soll der Blockierung der Acetylcholinfreisetzung entgegenwirken, wodurch die Muskelkraft zunimmt.

Weiterhin kann ein aus tierischem Serum gewonnener Antikörper injiziert werden. Bei dieser Gabe von Botulinus-Antitoxin ist aber Zurückhaltung geboten. Einerseits ist dieses Antitoxin gegen Vergiftungen vom Toxintyp B (im Gegensatz zu den besonders gefährlichen Typen A und E) relativ wenig wirksam; andererseits ist mit der Gefahr bedrohlicher allergischer Reaktionen im Sinne einer Serumkrankheit zu rechnen. Bei besonders schweren Vergiftungsverläufen wird man dieses Antitoxin vom Pferd nach intrakutaner Vortestung (!) in einer Initialdosis von 150–300 ml langsam intravenös injizieren.

Diese Dosis kann, wenn es klinisch erforderlich ist, mehrfach wiederholt werden.

> **Merke:**
> Der Botulismus ist eine Nahrungsmittel-Vergiftung durch Verunreinigung mit anaerob wachsenden Bakterien (Clostridium botulinum). Meist tritt die Vergiftung nach Genuß von rohem, selbst geräuchertem Schinken oder Wurst auf. Nach einer Latenz (!) von 6–48 h kommt es zu heftigem Brechdurchfall und Leibschmerzen, die bis zum dritten Tag andauern können. Nach dieser Zeit ist die Vergiftung durch die Symptomentrias: Mundtrockenheit + Sehstörungen + Obstipation gekennzeichnet. Diese Symptome können bis zu einem halben Jahr andauern. Lebensgefährlich bedroht wird der Patient, wenn Schwächung bzw. Lähmung der Thoraxmuskulatur zur Ateminsuffizienz führt. Die Therapie mit Botulinus-Antitoxin soll schweren Verlaufsformen vorbehalten bleiben, denn gefährliche allergische Reaktionen [Serumkrankheit!] können auftreten.

3.5.2. Knollenblätterpilz

Von den tödlich verlaufenden Pilzvergiftungen in Deutschland machen die Knollenblätterpilzvergiftungen 90–95% aus! Sie entstehen meist durch Verwechslung des Knollenblätterpilzes (Amanita phalloides) mit dem Champignon.

(D) Die Diagnose kann durch einen Pilzsachverständigen aus Pilzresten (insbesondere Sporen) im Mageninhalt oder aus übrig gebliebenen, noch nicht verzehrten Pilzen gestellt werden.[1]

Weiterhin läßt sich eine Knollenblätterpilz-Vergiftung vermuten, wenn es mehr als 6 h nach einer Pilzmahlzeit zu einem gastroente-

Tabelle 3.15. Symptome der Knollenblätterpilz-Vergiftung. 1) *Gastroenteritische Phase* 6–24 (bzw. 48) Stunden nach der Pilzmahlzeit. 2) *Phase der Leber- und Nierenschädigung* 2–3 Tage nach der Pilzmahlzeit

1) *Gastroent. Phase*	2) *Hepato-renale Phase*
plötzliches heftiges Erbrechen	vergrößerte, druck-schmerzhafte Leber,
profuse Durchfälle	Ikterus, Zeichen der
Darmkoliken	Nireninsuffizienz
scheinbare Besserung!	Somnolenz, Krämpfe
	Prothrombinsturz!
	Leberinsuffizienz, Koma

Tabelle 3.16. Zwei verschiedene Vergiftungsverläufe akuter Knollenblätterpilz-Vergiftungen bei einem gleichaltrigen und primär gesunden Ehepaar

S. D., 28 J., ♂	G. D., 28 J., ♀
Mit Latenz (!) von 8 h nach Pilzmahlzeit	
1. Tag: Brechdurchfall (toxische Gastroenteritis), stationäre Aufnahme	
2. Tag: Fortschreitender Leberzerfall	
3. Tag: Beginnende Bewußtseinseintrübung	
4. Tag: Leberkoma (Grad IV) Leber nicht (mehr) tastbar Laktat-Azidose + + + Verbrauchsko-agulopathie Hämorrhagische Diathese Ateminsuffizienz	Leberkoma (Grad III) Leber tastbar, dolent Laktat-Azidose + Verbrauchskoagulo-pathie Hämorrhagische Diathese Ausreichende Spontanatmung
5. Tag: Niereninsuffizienz Kardiog. Schock	Niereninsuffizienz Stabiler Blutdruck
6. Tag: Exitus Letalis im Leberzerfallskoma	Erholung, Entlassung von Intensivstation am 14. Tag

ritischen Syndrom und 2–3 Tage später zu den Zeichen der Leber- (und Nieren-)Schädigung kommt. Diese Art der Diagnosestellung ist besonders deswegen problematisch, weil man diese Zeit abwarten muß und dann u. U. wichtige therapeutische Maßnahmen zu spät einsetzt.

(S) *Zentrales Nervensystem* und *Kardiovaskuläres System:* Primär besteht keine Beeinträchtigung; erst im Rahmen des schweren Leber- und Nierenversagens kommt es zu Koma und Schock.

---

1 Seit einigen Monaten ist ein „Radioimmunoassay" (RIA) käuflich erhältlich (Max Planck Inst. f. Med. Forschg., Heidelberg), mit dem Knollenblätterpilzgift (Amanitin) innerhalb von 2 h im Urin nachgewiesen werden kann.

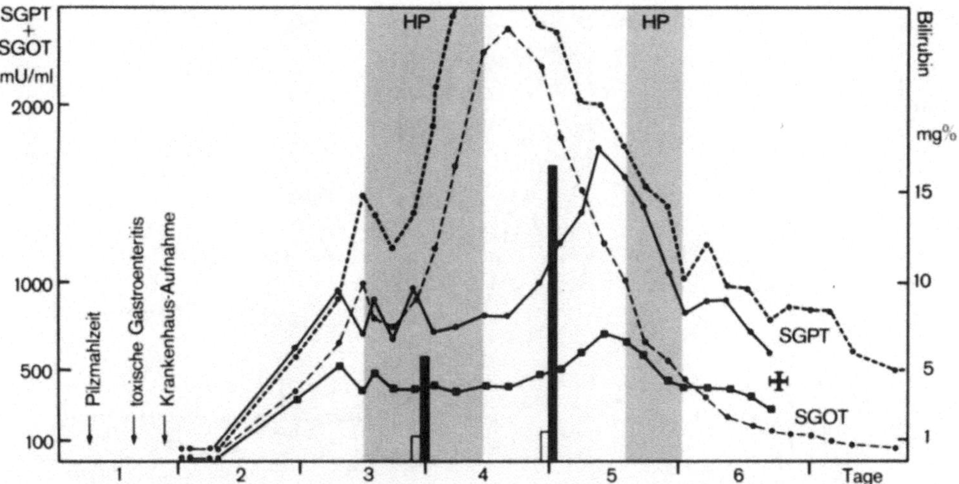

Abb. 3.14. Transaminasen- (Kurven) und Bilirubin-anstiege (Säulen) im Blut von zwei Patienten mit schwerer Knollenblätterpilz-Vergiftung, S. D. (♂) und G. D. (♀). Durchgezogene Linien und volle Säulen. (= S. D., ♂). Unterbrochene Linien und hohle Säulen (= G. D., ♀). HP = Hämoperfusion (Haemocol) mit beschichteter Aktivkohle

Andere Organe: Mit einer Latenz (!) von 6–24 h kommt es zu heftigem Brechdurchfall (gastroenteritische Phase) und Leibschmerzen. 2–3 Tage nach der Pilzmahlzeit folgen dann die Zeichen des schweren Leberzerfalls mit Verbrauchskoagulopathie und Niereninsuffizienz (hepato-renale Phase) wie in Tabelle 3.15. aufgeführt.

Der akute Leberzerfall manifestiert sich in einem Anstieg der Transaminasen und der Glutamatdehydrogenase, Abfall der leberabhängigen Gerinnungsfaktoren, Anstieg von Bilirubin und einer Laktatazidose. Es kommt zur Bewußtseinseintrübung bis zum Koma. Eine Verbrauchskoagulopathie kann die ohnehin bestehende Gerinnungsstörung weiter verstärken. Bei weiterer Progredienz der Vergiftung treten Atem- und Niereninsuffizienz sowie protrahierter kardiogener Schock auf. Der Exitus letalis (Letalität 50–90%) erfolgt im Leberzerfallskoma.

Wie sich diese Vergiftungsverläufe trotz gleicher Therapie (und gleicher Dosis?) unterscheiden können, haben wir eindrücklich am Beispiel eines zuvor vollständig gesunden jungen Ehepaares erlebt, dessen Vergiftungsverläufe kurz dargestellt werden sollen (Tabelle 3.16.).

Beide Ehepartner waren gleichaltrig (28 J.), ohne wesentliche Vorerkrankungen. Mit einer Latenz von 8 h nach einer Mahlzeit selbstgesammelter Pilze kam es zu heftigem Brechdurchfall mit Leibschmerzen. Deswegen erfolgte noch am gleichen Tag die stationäre Aufnahme. Ab dem zweiten Tag traten zunehmend die Zeichen des Leberzellzerfalls (u. a. Transaminasen- und Bilirubinanstieg, Abfall der leberabhängigen Gerinnungsfaktoren – „Quick-Wert" –) und der Verbrauchskoagulopathie (u. a. Thrombozytenabfall) auf, wie in Abb. 3.14. und 3.15. dargestellt. Mit diesem akuten Leberzerfall ging am dritten Tag eine zunehmende Eintrübung des Bewußtseins einher. Bis zu diesem Zeitpunkt bestand kein Unterschied in beiden Vergiftungsverläufen. Dann aber prägte sich bei dem Ehemann ein Leberkoma Grad IV aus, während es bei der Ehefrau Grad III nicht überschritt. Die Leber des Ehemannes war aufgrund des Zerfalls nicht mehr tastbar, es traten schwere Laktatazidose, Verbauchskoagulopathie mit hämorrhagischer Diathese und respiratorische Insuffizienz auf. Der Leberzerfall erreichte bei der Ehefrau nicht dieses Ausmaß, die Leber blieb tastbar, die Laktatazidose war weniger stark ausgeprägt und eine ausreichende Spontanatmung war vorhanden. Mit den Zeichen des kardiogenen

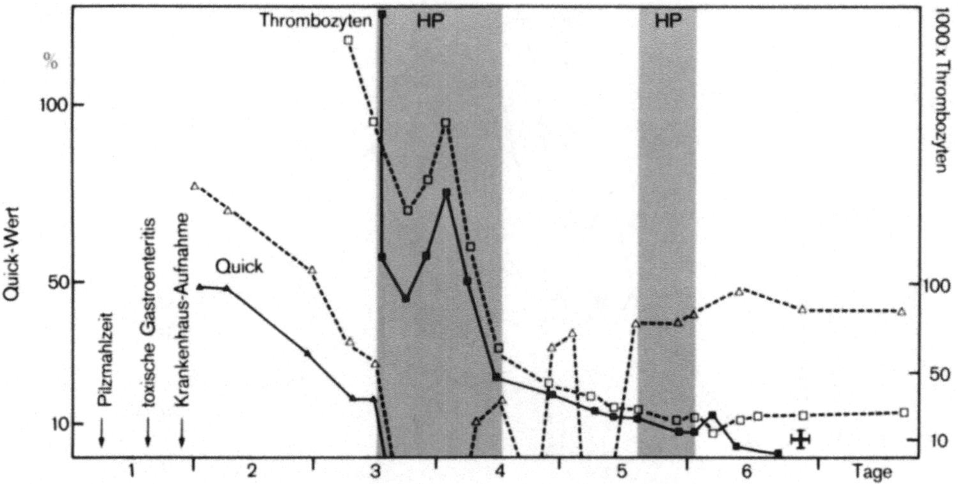

Abb. 3.15. Abfall von Thrombozyten und Quick-Werten bei zwei Patienten mit schwerer Knollenblätterpilz-Vergiftung, S. D. (♂) und G. D. (♀). Durchgezogene Linien (= S. D., ♂). Unterbrochene Linien (= G. D., ♀). HP = Hämoperfusion (Haemocol) mit beschichteter Aktivkohle

Schocks im Leberkoma verstarb der Ehemann am 6. Tag post ingestionem, während sich die Ehefrau erholte und am 14. Tag von der Intensivtherapiestation entlassen werden konnte.

(T) Allgemeine Intensivtherapie mit besonderer Beachtung und Therapie des akuten Leberzerfalls. Die Giftelimination vor der Resorption (Magenspülung, Darmspülung bzw. Auslösen von Diarrhö und wiederholte Instillation von Carbo medicinalis) muß sehr ausgiebig durchgeführt werden, denn trotz der vorausgegangenen Gastroenteritis sind häufig noch unverdaute Pilzreste im Magen-Darm-Trakt vorhanden. Die Giftelimination nach der Resorption setzt meist deshalb sehr spät ein, weil erst nach 2–3 Tagen der Verlauf den Verdacht einer Knollenblätterpilz-Vergiftung bestätigt.

Es sind hoch dosierte Gaben von Penicillin (1 Mio. I. E. pro h) und forcierte Diurese indiziert. Das Penicillin soll den Eintritt des Knollenblätterpilzgiftes in die Leberzelle verhindern und es somit für die Nieren (forcierte Diurese) eliminierbar machen. Da die Knollenblätterpilzgifte gut an Aktivkohle adsorbiert werden, ist die Hämoperfusion mit beschichteter Aktivkohle einzusetzen; allerdings sind 2–3 Tage nach der Ingestion die Konzentrationen der Knollenblätterpilzgifte im Blut bereits so gering, daß die Hämoperfusion wohl zu spät eingesetzt wird. Die Probleme der Thrombozytopenie und hämorrhagischen Diathese werden durch die Hämoperfusion zwangsläufig verstärkt. Die Wirksamkeit der „Antidote" ist noch umstritten. Thioctsäure in einer Dosis von 100–300 mg/Tag hat klinisch zu Erfolgen geführt.

Merke:
Die Diagnose der Knollenblätterpilz-Vergiftung soll möglichst frühzeitig durch einen Pilzsachverständigen aus Pilzresten oder durch Untersuchung des Urins mit dem RIA gestellt werden. Mit einer Latenz (!) von 6–24 (bzw. –48) h nach der Pilzmahlzeit kommt es zum Brechdurchfall mit Leibschmerzen (toxische Gastroenteritis). Am 2.–3. Tag tritt der akute Leberzerfall mit seinen Konsequenzen für die anderen Organe auf. Zur Gifteliminierung sind ausgiebige Magen-Darm-Entleerung, hochdosierte Penicillinzufuhr mit forcierter Diurese, sowie Hämoperfusion mit beschichteter Aktivkohle einzusetzen. Als Antidot ist die Thioctsäure fraglich wirksam.

4. Nachsorge und Prophylaxe

Die meisten Vergiftungen entstehen in suizidaler Absicht. Durch allgemeine Intensivtherapie und spezifische Entgiftung kann die für den Patienten akut lebensbedrohliche Situation in der Regel beherrscht werden. Die Ursachen, die zum Suizidversuch geführt haben, werden durch diese therapeutischen Maßnahmen dagegen kaum beeinflußt. Dies zeigt die erschreckend hohe Suizid-Rezidivrate, die 10%–30% beträgt. Es muß daher eine psychosoziale Betreuung nach überstandener Vergiftung erfolgen, so daß die Ursache des Übels an der Wurzel bekämpft wird, eine Wiederholung des Selbstmordversuches ausbleibt und dadurch wirkungsvolle Prophylaxe betrieben wird.

4.1. Psychosoziale Betreuung von Suizidenten nach Intoxikationen

Von Christoph Kulessa und Jürgen Bußmann

Das Kapitel über die psychosoziale Betreuung von Suizidenten nach Intoxikationen ist in drei Abschnitte gegliedert. Zunächst wollen wir die Problemstellung näher abgrenzen und einen Überblick über die Definition und die Häufigkeit sowie die Motive und Ursachen suizidalen Verhaltens vermitteln.

Im zweiten Abschnitt wollen wir versuchen, Schwestern, Pflegern und Ärzten Hinweise für die Praxis des Umgangs mit Patienten zu geben, die einen Suizidversuch überlebt haben. Dies scheint aus zwei Gründen besonders wichtig. Einerseits ist es keineswegs selbstverständlich und einfach, Patienten nach überlebten Suizidhandlungen unbefangen gegenüberzutreten; auch wohl gemeinte Äußerungen oder Fragen können wirkungslos bleiben oder sogar Schaden verursachen. Andererseits soll bewußt gemacht werden, daß der große und unter hohem persönlichen Einsatz erbrachte Behandlungsaufwand Menschen betrifft, die zumindest zum Zeitpunkt ihres Suizidsversuches nicht mehr so weiter leben wollten.

Im dritten Abschnitt werden Hinweise auf eine ergänzende Weiterbildung gegeben. Es entspricht nicht dem Konzept dieser praxisbezogenen Darstellung, soziologische und tiefenpsychologische sowie psychiatrische Aspekte im Einzelnen zu behandeln. Diese Themen werden wir später in einem psychologischen Fortbildungsband zur Sprache bringen.

4.1.1. Häufigkeit, Motive, Ursachen

4.1.1.1. Definition und Fakten

Als *Suizidenten* bezeichnen wir jeden Menschen, der eine gegen das eigene Leben gerichtete Handlung durchführt. Beim Überleben der Suizidhandlung sprechen wir von einem Suizidversuch, bei tödlichem Ausgang von einem Suizid.

Die Zahl der *Suizidtoten* hat in der Bundesrepublik Deutschland 1977 mit 13 922 nahezu die Zahl der Verkehrstoten erreicht, pro Tag nehmen sich etwa 38 Menschen das Leben. Der Suizid steht als Todesursache bei den Erwachsenen an 7., bei den Jugendlichen sogar an 2. Stelle.

Die Anzahl an überlebten Suizidhandlungen ist wegen der wesentlich höheren Dunkelziffer kaum genau zu ermitteln. Nach den vorliegenden Schätzungen müssen wir für die Bundesrepublik Deutschland mit *mehreren*

100 000 überlebten Suizidhandlungen pro Jahr rechnen. Im Vergleich zu den Suizidtoten pro Jahr hat sich die Anzahl der überlebten Suizidhandlungen in den letzten Jahrzehnten drastisch erhöht. Diese unterschiedliche Entwicklung läßt sich zum Teil durch die häufigere Wahl von Suizidmethoden erklären, bei denen der Tod langsam und allmählich eintritt. So steht ein längerer Zeitraum für die lebensrettenden Sofortmaßnahmen zur Verfügung. Der Anteil dieser „weichen" Suizidmethoden in Form von Vergiftungen aller Art beläuft sich inzwischen auf bis zu 80% der überlebten Suizidhandlungen. Entsprechend registrieren internistische Intensivstationen bis zu 40% Aufnahmen wegen Intoxikationen. Etwa ²/₃ davon sind Intoxikationen mit Schlafmitteln und Psychopharmaka im engeren Sinne.

4.1.1.2. Entwicklung und Problemstellung

Der auffallend hohe Anteil an Suizidhandlungen durch Intoxikationen hat sich erst in unserem Jahrhundert entwickelt. Die explosionsartige Verbreitung von Schlafmitteln setzte nach der Synthese des Babiturates Veronal durch Fischer und von Mehring 1903 ein. Die leichte Erreichbarkeit von Schlaftabletten als bequeme Alternative zur schmerzlichen Auseinandersetzung mit zwischenmenschlichem Leid führte bald weg von der notwendigen Verarbeitung und hin zum Mißbrauch der synthetischen Hypnotika zu Suizidhandlungen. Zur bevorzugten Wahl dieser Schlafmittel und der in den letzten beiden Jahrzehnten entwickelten modernen Psychopharmaka vom Typ der Tranquilizer, Antidepressiva und Antipsychotika als Suizidmittel tragen mehrere Faktoren bei: Die weite Verbreitung begünstigt den spontanen Griff zum Tablettenröhrchen als sofortigen Ausdruck einer momentanen suizidalen Absicht („Gelegenheiten mit Aufforderungscharakter"). Die Medikamente versprechen mit ihrer „weichen" Wirkung nach Stengel 1969 [16] einen ungewissen Ausgang, da während einer längeren Zeit die Möglichkeit einer zufälligen Rettung ebenso besteht wie die Möglichkeit eines gleichsam unmerklichen Todes ohne Angst und Qual („Gottesurteil").

Die konsequente Weiterentwicklung der Intensivmedizin seit Ende der fünfziger Jahre (Safar u. a. 1961) [14] verbessert für viele Suizidenten die Chance, Suizidhandlungen zu überleben. Parallel zum Abklingen der Intoxikation unter der internistischen Therapie tritt die psychosoziale Bedingtheit der Suizidhandlungen im Vergleich mit anderen Krankheitsbildern derart in den Vordergrund, daß *Suizidenten auf Intensivstationen eine Sonderstellung* zukommt. Dabei stellt der hohe Aufwand in der Phase der Entgiftung für „einen Patienten, der doch gar nicht mehr leben wollte" ohnehin schon eine erhebliche psychische Belastung für das Intensivstationsteam von Krankenschwestern, -Pflegern und Ärzten dar. In der intensivmedizinischen Ausbildung werden bisher jedoch kaum Hilfen für die Beantwortung der komplexen und immer wieder gestellten Frage geboten, ob und wie sich die auf der Intensivstation tätigen Krankenpflegekräfte und Ärzte zu den Motiven und Ursachen der Suizidhandlungen ihrer Patienten stellen sollen und was sie zur Verhütung von Wiederholungen tun können (Ahnefeld u. a. 1975) [1].

Bewährt hat sich auf einer Intensivstation zur Behandlung von Intoxikationen eine interdisziplinäre Arbeitsgruppe. Parallel zur intensivmedizinischen Behandlung durch Krankenpflegekräfte und Internisten oder Anästhesisten erfolgt eine *psychosoziale Betreuung* durch Psychiater, Psychotherapeuten, Seelsorger und Sozialarbeiter (Böhme u. a. 1978) [2]. Als wesentliche Voraussetzungen für eine wirksame Prophylaxe nach Suizidhandlungen gelten die Möglichkeit zur verlängerten Verweildauer auf der Entgiftungsstation auch aus psychosozialer Indikation und vor allem die Durchführung einer ambulanten Nachbehandlung im Anschluß an die Entlassung durch denselben Betreuer wie auf der Station. Je mehr die differenzierten Möglichkeiten solch einer interdisziplinären Arbeitsgruppe fehlen, desto bedeutsamer wird das Verhalten der Krankenschwestern und -pfleger gegenüber den Suizidenten auf Intensivstationen. Das Wissen um die Motive und Ursachen suizidalen Verhaltens kann ebenso wie das Erkennen der eigenen beruflichen Motivation im Spannungsfeld der Intensivstation den Umgang von Krankenpflegekräften mit Suizidenten und ihren Angehörigen deutlich und positiv beeinflussen. Für die Patienten erhöht sich mit der Berücksichtigung der Psychodynamik suizidalen Verhaltens die Chance für eine konstruktive Neuorientierung. Bei den Krankenschwestern und -pflegern kann die psychische Belastung durch Verständnis für den Suizidenten gesenkt werden.

4.1.1.3. Motive und Ursachen suizidalen Verhaltens

Suizidales Verhalten ist keine eigenständige Krankheitseinheit, sondern wird wie das Fieber als Symptom aufgefaßt. Als *Motive* gelten die dem Suizidenten bewußten Konfliktsituationen, die er selbst als Auslöser für die Suizidhandlung nennen kann. Frauen geben häufiger Liebes- und Familienprobleme sowie Vereinsamung, Männer dagegen öfter berufliche oder finanzielle Sorgen an. In aller Regel liegen den Suizidhandlungen neben den kurzfristig bewußt werdenden Motiven längerfristig wirksam werdende und meist unbewußte *Ursachen* zugrunde. Im Vordergrund stehen als Ursachen psychische Störungen. Am häufigsten lassen sich abnorme Erlebnisweisen, neurotische Entwicklungen und narzißtische Störungen feststellen. Oft finden sich auch Alkohol- und Medikamentenabhängigkeit sowie Depressionen. Seltener sind schizophrene Psychosen und hirnorganische Psychosyndrome:

Psychische Störungen bei 609 Patienten nach Intoxikationen	Anzahl	in %
Abnorme Erlebnisweisen und Neurosen	330	54,2
Alkoholabhängigkeit	55	9,1
Drogenabhängigkeit und Polytoxikomanien	83	13,6
Schwere Depressionen	44	7,2
Schizophrenien und atypische Depressionen	45	7,4
Hirnorganische Psychosyndrome	28	4,6
diagnostisch unklar	24	3,9

Die Vielfalt der psychischen Störungen als Ursache suizidalen Verhaltens stellt an die diagnostischen und therapeutischen Fähigkeiten des Betreuers zwar erhebliche Anforderungen, führt jedoch in der Begegnung mit Suizidenten zu unverwechselbaren therapeutischen Beziehungen.

4.1.2. Aufgabenstellung

Für den Patienten kann es gerade in der ersten Zeit nach der Suizidhandlung wichtig sein, Zuwendung von anderen Menschen zu erfahren. Fühlt er sich in seinen Schwierigkeiten, seiner Not, seinen Problemen und seinem Leiden akzeptiert, erfährt er gerade darin eine wirksame Hilfe. Der Suizident soll bei der *Suche nach neuen Möglichkeiten der Kommunikation* unterstützt werden, deren Auswirkungen gemeinsam mit anderen erfahren. Auf diese Weise kann er die Auflösung der vor der Suizidhandlung bestehenden Einengung im zwischenmenschlichen Kontakt erleben. Im Gegensatz zum Zustand des „So – nicht – mehr – leben – Wollens" vor seiner Suizidhandlung erfährt er jetzt die Suche nach anderen Möglichkeiten, deren Wahrnehmung, Nutzung und Umsetzung in ein Miteinander. *Gravierend in ihrer Persönlichkeit gestörte Suizidenten* bedürfen einer eingehenden psychiatrisch-psychotherapeutischen Behandlung (Psychosen, Drogenabhängige, ausgeprägt narzißtisch gestörte Persönlichkeiten u. a.). Krankenschwestern, -pfleger und Ärzte können bei diesen Patienten die spontane Bereitschaft zur Kontaktaufnahme durch einen verständnisvollen und vorurteilsfreien Umgang mit ihnen fördern, der sich an der Angemessenheit ihrer Bedürfnisse orientiert. Günstigere Möglichkeiten für ein eigenes persönliches Engagement eröffnen sich für Krankenpflegekräfte bei den im engeren Sinne psychiatrisch unauffälligeren Suizidenten (abnorme Erlebnisweisen, leichtere depressive Verstimmungen u. a.). Das Gespräch mit diesen Suizidenten kann nach den Grundsätzen der patientenzentrierten Gesprächsführung in Zusammenarbeit und in Abstimmung mit dem entsprechend ausgebildeten Gesprächspartner geführt werden (Psychiater, Psychologe, Psychotherapeut, Seelsorger oder Sozialarbeiter). Falls keiner von ihnen sofort verfügbar ist, kann sich der weitere Gesprächsverlauf an den bisher gewonnenen Erfahrungen orientieren.

4.1.2.1. Beziehungsfördernde Grundhaltung

Die beziehungsfördernde Grundhaltung ist eine mögliche Voraussetzung dafür, daß sich ein Vertrauensverhältnis zwischen dem Suizidenten und der Krankenschwester, -pfleger oder dem Arzt entwickelt. Harsch 1976 [5] charakterisiert die beziehungsfördernde Grundhaltung mit 9 Leitsätzen:

1. Ich nehme den anderen an, wie er ist.
2. Ich fange da an, wo der andere steht.
3. Ich mache dem anderen ein emotionales Angebot, ich zeige ihm, daß ich mit ihm Kontakt aufnehmen möchte.
4. Ich verzichte auf argumentierendes Diskutieren.
5. Ich frage und prüfe meine eigenen Gefühle, die der andere in mir auslöst.
6. Ich beurteile ihn nicht nach meinen Wertmaßstäben.
7. Ich versuche, ihn aus seiner Entwicklung und Umwelt zu verstehen und zu akzeptieren.
8. Ich orientiere mich an dem, was der andere braucht.
9. Ich sehe im anderen meinen Arbeitspartner und nicht mein Arbeitsobjekt.

Die beziehungsfördernde Grundhaltung soll keine aufdringliche Form der Zuwendung darstellen. Sie soll dem Suizidenten dabei helfen, sich aus der Beziehung zu seinem Gesprächspartner heraus der notwendigen Auseinandersetzung mit seiner Unsicherheit, seiner Wut und seinen Ängsten stellen zu können.

4.1.2.2. Patientenzentrierte Gesprächsführung

Eine allgemein gültige Regel für die Gesprächseröffnung gibt es letztlich nicht. In der Aufwachphase kann die Krankenpflegekraft von sich aus das Gespräch beginnen, wenn der Patient sich wegen der Intubation, der Intoxikation oder deren Folgeerscheinungen meist ja noch nicht selbst mit Worten ausdrücken kann. Die erste Kontaktaufnahme mit Worten kann durch Berührung, z. B. mit den Händen, vorbereitet werden. Die Einfühlung und Orientierung an den angemessenen Bedürfnissen des Suizidenten äußert sich im Vorstellen mit dem eigenen Namen und im Gebrauch des Namens des Patienten. Ansprechbare intubierte Patienten wissen es durchaus zu schätzen, wenn ihnen mitgeteilt wird, was für sie getan wird. Krankenschwestern und -pfleger können sich sinnvoll auch bei Patienten ohne eigene Möglichkeiten zur Äußerung ihrer Bedürfnisse darum bemühen, andere Wege der Verständigung zu suchen – wie etwa das Schreiben auf Magnettafeln. Dieser *Versuch zur Unterstützung des Aufbaus einer Kommunikation* zwischen Suizident und Krankenpflegekraft lohnt sich durchaus, denn diese Patienten können deutlich auf das Ansprechen reagieren und sich oft auch später nachdrücklich daran erinnern.

Fängt der Patient mit Abklingen der Aufwachphase von sich aus nicht an zu sprechen, ist die einfühlsame und ausdrückliche Billigung dieses Schweigens für einige Patienten hilfreich. Das In-Worte-Fassen der Bedeutung des Schweigens aus dem Miterleben heraus bietet die Chance, daß der Patient sich in seinem Schweigen verstanden und angenommen fühlt – eine wichtige Voraussetzung für eine spätere aktive und vertrauensvolle Kontaktaufnahme durch den Patienten. Eine weitere Hilfe für die Überwindung des Zusammenbruchs der Kommunikation in der Suizidhandlung ist die Unterstützung bei der *Aufnahme des Kontaktes zur Welt außerhalb der Intensivstation:* „Vielleicht wäre es für Sie eine Hilfe, wenn ich in Ihrem Namen Ihre Angehörigen oder Freunde informiere, daß Sie jetzt auf der Intensivstation liegen?" Erfolgt darauf keine verbale Antwort, hilft oft das Angebot weiter, die eigene Meinung mit einem Kopfnicken oder Kopfschütteln auszudrücken. Vor der tatsächlichen Information der Angehörigen oder der Freunde sollte klar werden, ob dieser Wunsch des Patienten eher als Fortsetzung des suizidalen Verhaltens anzusehen ist oder eher als Ausdruck einer konstruktiven Neuorientierung aufgefaßt werden kann.

Kann der Patient sprechen und spürt die Pflegekraft nach ihrer Vorstellung eine Gesprächsbereitschaft, empfiehlt es sich, den Suizidenten sein Befinden unter der Intensivbehandlung äußern zu lassen und besondere Wünsche und Bedürfnisse zu nennen: „Herr Schmitt, wie fühlen Sie sich?" ... „Was kann ich noch für Sie tun, Frau Schulze?"

Nach der Eröffnung des Gespräches erleben es die Patienten meist als hilfreich, wenn ihr *suizidales Verhalten als bekannt in das Gespräch eingeführt wird.* Damit bleibt ein unnötiges Bekenntnis erspart, das einige Patienten als Überforderung erleben und mit ausweichenden Antworten bis hin zum Kontaktabbruch vermeiden würden. Das Gespräch könnte so weitergehen: „Ich weiß, daß Sie heute Nacht wegen einer Tablettenvergiftung auf unserer Station aufgenommen worden sind. Wir sind dazu da, Ihnen zu helfen und für Sie zu sorgen." Hilfreich kann es auch sein, wenn der Suizident von der Krankenschwester oder dem Krankenpfleger erfährt, daß „die mit der Suizidhandlung vorläufig beendete *Lebenskrise als für den Suizidalen unerträglich geworden akzeptiert"* wird (Jörns, 1979) [6]. Im Gespräch läßt sich das etwa so ausdrücken: „Sie haben sicher einiges durchgemacht und erlitten, bevor Sie so nicht mehr weiterleben wollten."

Bei der patientenzentrierten Gesprächsführung liegt der Schwerpunkt auf einer hilfreichen Art aktiven Zuhörens. Durch die *Bereitschaft zur anteilnehmenden Einfühlung* in die Erlebniswelt des Patienten können die vom Patienten mit Worten, Gestik und Mimik mitgeteilten Inhalte in eigenen Worten ausgedrückt werden. Das Ziel ist dabei keineswegs nur eine einfache Wiederholung der Worte des Patienten. Die dem Suizidenten meist nur wenig zugänglichen Gefühle, Handlungsmotive und Einstellungen werden in eigene Worte mit einer neuartigen Bedeutung für den Patienten gefaßt. Auf subjektiv einengende Bewertungen und Urteile wird bewußt verzichtet, damit sich der Suizident in seiner Erlebniswelt verstanden und angenommen fühlen kann.

Die *besonderen Möglichkeiten der patientenzentrierten Gesprächsführung* lassen sich gut an einem Beispiel verdeutlichen im Vergleich mit den im alltäglichen Umgang üblichen vorschnellen Tröstungen, Ermahnungen, Verallgemeinerungen, Ratschlägen, Belehrungen, Herunterspielen von Problemen, Beurteilungen, Nachforschungen und übereilten Aktivitäten:

Eine Frau im Alter von 29 Jahren kommt nach einem Suizidversuch mit Schlaftabletten zur Aufnahme auf die Intensivstation. Sie ist seit 8 Jahren verheiratet und lebt mit ihrem Mann und dem 8jährigen Sohn im Hause ihrer Eltern. Als auslösendes Moment für ihre Suizidhandlung schildert sie spontan: „Ich habe das nicht mehr ausgehalten, diese ewigen Streitereien, dieses ewige Nörgeln und Besserwissen meiner Mutter."

Die folgenden Antworten (1–9) auf die Aussage der Patientin sind einengend und isolierend:

1. *Vorschnelle Tröstung:* „Ach, das wird schon wieder werden. Die Zeit heilt alle Wunden. Kommt Zeit, kommt Rat."
2. *Ermahnung:* „In Ihrem Alter sollte man über solchen Dingen stehen."
3. *Verallgemeinerung:* „Das kommt immer wieder vor, daß die Mutter sich dauernd einmischt und immer alles besser weiß."
4. *Ratschlag:* „Vergessen Sie lieber, was war. Nehmen Sie sich eine andere Wohnung und lassen Sie Ihre Mutter links liegen."
5. *Belehrung:* „Sie sehen das alles ganz falsch. Ihre Mutter will doch eigentlich nur das Beste und Ihnen helfen."
6. *Herunterspielen der Probleme:* „So schlimm kann das doch nicht gewesen sein. Das kann schon mal vorkommen, nehmen Sie es ja nur nicht zu schwer."
7. *Beurteilung und Kommentieren:* „Sie haben sich ganz offensichtlich nie völlig von Ihrer Mutter lösen können, da ist solch eine Krise nur eine Frage der Zeit."
8. *Ausfragen und Analysieren:* „Warum war denn nur die Beziehung zu Ihrer Mutter immer noch so eng? Wie kam es denn dazu? Sie haben sich wohl mit Ihrem Vater gegen Ihre Mutter verbündet."

9. *Aktivitäten übereilt entwickeln:* „Ich werde mal ein paar Worte mit Ihrer Mutter reden, das hilft Ihnen sicher weiter."

Im Vergleich dazu die *einfühlsame und hilfreiche patientenzentrierte Gesprächsführung:*
„Die endlosen Auseinandersetzungen mit Ihrer Mutter sind Ihnen sehr auf die Nerven gegangen, haben Sie zermürbt und bedrückt. Sie wußten schließlich in Ihrer Not nicht mehr ein noch aus, so wollten Sie nicht mehr weiterleben ...".

Im weiteren Verlauf des Gespräches kommt es immer wieder vor, daß der Suizident der Krankenpflegekraft gegenüber aggressiv reagiert. Diese Aggressionen können manchmal eine angemessene Reaktion des Patienten auf das Verhalten der Krankenschwestern und -pfleger sein. Der Arbeitsablauf auf einer Intensivstation kann das wünschenswerte Eingehen auf die subjektiven Bedürfnisse der Patienten immer wieder erschweren und zu Spannungen führen, die mit Informationen und Erklärungen gemildert werden können. Die Berücksichtigung statt Unterdrückung eigenen Fehlverhaltens kann eine wichtige Orientierungshilfe für Suizidenten sein.

Häufig gelten der Ärger und die Wut jedoch eigentlich den näheren Bezugspersonen des Suizidenten. Entziehen sich diese Bezugspersonen der Auseinandersetzung mit dem Suizidenten, entladen sich die aufgestauten Aggressionen bei bedeutungslosen Anlässen stellvertretend an den Krankenpflegekräften. Das eigentliche Ziel dieser Aggressionen sollte von den Krankenschwestern und -pflegern verstanden und der Ärger und die Wut wenn möglich ausgehalten werden. Auch nach dem suizidalen Verhalten braucht der Suizident ein Gegenüber, um sich mit den angestauten Aggressionen so auseinandersetzen zu können, daß er sie nicht wieder gegen sich selbst richten muß.

Die notwendige neue Erfahrung, daß *Aggressionen ohne Schaden für den Einzelnen mit Worten geäußert und ertragen werden können,* erleichtert ein Gespräch über die eigenen Problemlösungsversuche vor der Suizidhandlung. Oft erfahren die Krankenpflegekräfte dann, was dem Suizidenten früher Mut gemacht hat und aufgrund welcher Enttäuschungen er diesen Mut später wieder verloren hat. Berichtet der Patient über heftige Reaktionen auf das Nichteinhalten von Versprechungen, kann das für die Pflegekräfte als Signal für ein behutsames Umgehen mit eigenen Versprechungen aufgefaßt werden: *Versprich einem Suizidenten nie, was Du nicht halten willst und kannst.* Wird die Pflegekraft wegen vorrangiger anderer Arbeiten auf der Intensivstation von Suizidenten weggerufen, bleibt das Versprechen: „Ich komme gleich wieder" besser unausgesprochen als ein leeres Wort.

Oft bleibt aber bei aller innerer Bereitschaft der vorgegebenen Notwendigkeiten wegen keine Zeit und keine Möglichkeit, ein längeres und vertrautes Gespräch mit dem Suizidenten zu führen. Gerade dann kann es von besonderer Bedeutung für den Patienten sein, daß er sich durch die *Ruhe und Ausgeglichenheit der Krankenschwestern, -pfleger und Ärzte bei der Arbeit* in ihrer Nähe geborgen und akzeptiert fühlt sowie ihre persönliche Anteilnahme spürt. Selbst bei eigener Arbeitsüberlastung bleibt meist doch Zeit dafür, sich um einen geeigneten und ausgebildeten Gesprächspartner für den Suizidenten zu bemühen, wie etwa einem Psychiater, Psychotherapeuten oder Seelsorger. Auch wenn die Distanz zum eigenen suizidalen Verhalten in der Aufwachphase am geringsten ist, ergibt sich bei einer günstigen Atmosphäre auf der Intensivstation auch noch später die Gelegenheit für ein ausführliches und hilfreiches Gespräch mit dem Suizidenten. Im Anschluß an das völlige Abklingen der Intoxikationserscheinungen läßt sich in der Phase des Erinnerns der die Suizidhandlung auslösenden und noch andauernden Lebenskrise eine vertrauensvolle Beziehung als Grundlage für eine konstruktive Zusammenarbeit in einer Therapie aufbauen („Solange die Krise auf ist").

4.1.2.3. Verhalten gegenüber Angehörigen

Angehörige oder enge Freunde von Suizidenten sind zunächst einmal *selbst Betroffene.* Sind sie mit in den das suizidale Verhalten auslösenden Konflikt verwickelt, fällt es ihnen meist schwer, den für eine wirksame Hilfe nötigen Abstand zu wahren: „Wie konntest Du uns das nur antun!" oder „Das meinst Du doch sowieso nicht ernst!". Diese spontanen Äußerungen als Reaktion auf eine überlebte Suizidhandlung lassen bei den Angehörigen auf eigene unbewältigte Aggressionen, Ängste oder Schuldgefühle schließen. Verstärkt wird das subjektive Gefühl inneren Drucks oft noch für die Angehörigen durch die als fremde Welt erlebte Intensivstation. Sie befürchten eine starke Ablehnung durch die Krankenpflegekräfte unter der Annahme, daß die Schwestern die Probleme zu einseitig aus der Sicht des Patienten sehen. Die Angehörigen wissen dann meist eine freundliche und entgegenkommende Einführung in die besonderen Verhaltensregeln der Intensivstation zu schätzen. Bereitwilliges Informieren, etwa über die für die Behandlung des Patienten benutzten Geräte, kann zum wünschenswerten Abbau von Unsicherheit und Angst beitragen. Dieser erste Kontakt mit dem Intensivbehandlungsteam trägt zur Entwicklung des notwendigen Vertrauens bei, aus dem heraus den Bezugspersonen die erforderlichen und wirksamen Verhaltensweisen gegenüber dem Suizidenten vermittelt werden können. Bedrängen Angehörige in ihrer Aufregung und eigenen Betroffenheit den Suizidenten anfangs so sehr, daß der Patient mit seinen geringen Abwehrmöglichkeiten überfordert wird, sollte der Suizident durch einleuchtende Verhaltensanweisungen für die Angehörigen zunächst abgeschirmt werden. Sowohl der Suizident als auch seine Angehörigen werden jedoch immer wieder versuchen, die Krankenpflegekraft zur momentanen eigenen Entlastung von emotionalem Druck auf ihre Seite zu ziehen.

Für die Krankenschwestern und -pfleger ebenso wie für den geschulten Gesprächspartner rundet sich das Bild der tatsächlichen Lebenssituation des Suizidenten durch die Schilderung aus der Sicht der Bezugspersonen ab. Der *Austausch über die Bedürfnisse des Patienten und seiner Bezugspersonen* läßt sich oft mit dem Hinweis erleichtern, daß jede Suizidhandlung auch Ausdruck eines „So-nicht-mehr-weiterleben-könnens" ist: „Ich spüre, daß Sie beide sehr aufgeregt sind. Es kostet

Sie wohl viel Kraft, den Schmerz und das Leid zu ertragen, um diese Krise zum Wendepunkt zu machen." („Lebenskrise als Chance", Reiner u. a., 1980) [13].
Falls es gelingt, für den Suizidenten und seine Angehörigen ein glaubhafter und allparteilicher Vermittler zu werden, können die Bezugspersonen zu einem wichtigen Faktor für die Entwicklung von neuen Konfliktlösungsmöglichkeiten werden. Beide Seiten erleben gemeinsam im offenen Gespräch die Entlastung als Voraussetzung für einen konstruktiven Umgang miteinander, der den Bedürfnissen beider Seiten gerecht wird. Diese Erfahrung kann als wirksamer Schutz vor einem erneuten Ansteigen des emotionalen Druckes bis hin zur Entladung in einer weiteren Suizidhandlung des Patienten oder einer seiner Bezugspersonen wirksam werden.

4.1.2.4. Interdisziplinäre Zusammenarbeit auf Intensivstationen

Die Leistungsfähigkeit einer Intensivstation hängt sehr von der Fähigkeit der dort tätigen Ärzte und Krankenpflegekräfte zur Kooperation miteinander und mit anderen Arbeitsgruppen außerhalb des eigenen Bereiches ab. Die Krankenschwestern und -pfleger sind „auf Intensivbehandlungsstationen die Schlüsselfiguren und sie werden nicht nur am unmittelbarsten dem Bedürfnisdruck der Patienten ausgesetzt, sondern stellen auch das eigentlich kontinuierliche Moment der Station dar. Die hohen Anforderungen und Belastungen können bei den Pflegepersonen zu kurz dauernden Zuständen seelischer Entmutigung und körperlicher Erschöpfung führen" (Freyberger u. a., 1971) [4]. Die Bereitschaft zur arbeitsteiligen Kooperation ebenso wie zur konstruktiven Lösung angebarer Konflikte sind notwendige Voraussetzungen, um die Vielzahl von kaum vermeidbaren Störungen im Alltag der Intensivstation aushalten und verarbeiten zu können.
Die psychosoziale Betreuung der Suizidenten kann den auf üblichen Intensivstationen bisher tätigen Ärzten und Pflegekräften nicht zusätzlich aufgebürdet werden. Viele Intensivstationen gelten als quantitativ unterbesetzt und lassen sich nur bei klar und verbindlich

definierten Funktionsrollen der einzelnen Mitarbeiter zufriedenstellend führen.

Die Einsicht in die Notwendigkeit einer qualifizierten Ausbildung für die psychosoziale Betreuung von Suizidenten nach Intoxikationen läßt es als erforderlich scheinen, Psychiater, Psychotherapeuten, Psychologen, Seelsorger oder Sozialarbeiter zur Mitarbeit zu gewinnen, damit auch eine langfristig wirksame psychosoziale Betreuung und Stabilisierung erreicht werden kann. Auf größeren Intensivstationen mit einer Vielzahl von Suizidenten setzt sich allmählich die Erkenntnis durch, daß für die notwendige intensiv-psychosoziale Betreuung dieser Patienten ebenso wie für die intensiv-medizinische entsprechend qualifizierte Mitarbeiter fest zum Stationspersonal gehören sollten. Unter diesen günstigen Voraussetzungen können dann die Krankenpflegekräfte als Schlüsselpersonen für die Suizidenten auf Intensivstationen die psychosoziale Betreuung durch genaue Hinweise auf das spontane Verhalten dieser Patienten und ihre Interaktionen beim Besuch von Angehörigen unterstützen. Umgekehrt können Informationen über die psychosoziale Situation des Patienten sowie die Klärung der Hintergründe für die von den Suizidenten ausgelösten Interaktionen auch für die Intensivmediziner und -pflegekräfte von Nutzen sein. Sie können den seelischen Bedürfnissen der Suizidenten besser gerecht werden, fühlen sich im Umgang mit ihnen effektiver und wohler. Bei entsprechender Bereitschaft des psychosozialen Betreuers und entsprechenden Wünschen der Ärzte und Pflegekräfte lassen sich die Interaktionen im Intensivbehandlungsteam und das emotionale Stationsklima auf lange Sicht hin nachhaltig zufriedener gestalten.

4.1.3. Ergänzende Weiterbildung

4.1.3.1. Weiterbildungsseminare

Zur Abrundung der eigenen Beschäftigung mit der Literatur über suizidales Verhalten können von den Krankenpflegekräften und Ärzten verschiedener Intensivstationen regionale und überregionale Weiterbildungsseminare über den Umgang mit Suizidenten ver-

anstaltet werden. Eine intensive 1–3tägige Zusammenarbeit außerhalb der Arbeitssituation fördert die Bereitschaft einerseits zur Auseinandersetzung mit der Psychodynamik der Suizidenten und andererseits mit Erlebnissen eigener Konflikte im Umgang mit diesen Patienten. In der Bearbeitung der konflikthaften Begegnung mit dem Suizidenten im Schutz und mit Unterstützung der Gruppe kann die eigene Einstellung zu suizidalem Verhalten ausgelotet und Sicherheit für einen angstfreieren Umgang mit Suizidenten ohne Selbstverleugnung erarbeitet werden.

4.1.3.2. Weiterbildung auf der Intensivstation

Für den Umgang mit Suizidenten läßt sich ebenso wie für die somatische Krankenpflege die Zusammenarbeit auf der Intensivstation für die Weiterbildung nutzen. Den für die psychischen Probleme der Suizidenten aufgeschlossenen Krankenschwestern und -pflegern bietet die Kooperation mit Psychiatern, Psychologen, Psychotherapeuten, Seelsorgern und Sozialarbeitern gute Möglichkeiten zur Vertiefung des eigenen Wissens.

Ergiebiger als die wechselnde Zusammenarbeit mit Angehörigen psychosozialer Berufe von außerhalb der Station ist für die Weiterbildung der Krankenpflegekräfte die institutionalisierte und damit konstante Zugehörigkeit von Psychiatern, Seelsorgern oder Sozialarbeitern zum Intensivbehandlungsteam (Kulessa u. a., 1979) [8]. Die regelmäßige Teilnahme an der täglichen „Übergabe" bietet trotz der begrenzten Zeit gute Möglichkeiten für eine auf den einzelnen Fall bezogene Information und Weiterbildung. Als wirksame Ergänzung bietet sich ein fortlaufender Gruppenunterricht für die Pflegekräfte der Intensivstation über Grundlagen und Praxis des Umgangs mit suizidalem Verhalten außerhalb der regulären Arbeitszeit an. Für die über die reine Wissensvermittlung hinaus notwendige Bearbeitung der in der Interaktion mit den Suizidenten ausgelösten eigenen Ängste sind themenzentrierte Gruppen (Cohn, 1975) [3], Rollenspielgruppen (Rave-Schwank u. a., 1973) [12] oder modifizierte Balintgruppen (Luban-Plozza, 1974) [10] geeignet. Auch für Intensivstationen mit einem geringeren Anteil an Suizidenten erscheint solche Gruppenarbeit vielversprechend, da dann auch die Interaktionen mit anderen im psychischen Bereich problematischen Patienten geklärt werden können (organische Psychosyndrome, psychosomatische Erkrankungen, Depressionen, Schizophrenien).

4.1.3.3. Aufnahme in den Lehrplan

Die bisher vorliegenden Erfahrungen über die Auswirkungen einer ergänzenden Weiterbildung der Krankenpflegekräfte sind durchaus ermutigend. Die Betreuung der Patienten läßt sich wirksam verbessern, die Zufriedenheit der Krankenpflegekräfte mit den sich ändernden Arbeitsbedingungen auf der Intensivstation steigt (Schors, 1979) [15]. Als Ergebnis der Gruppenarbeit läßt sich längerfristig eine deutliche Verringerung einer starken Personalfluktuation erwarten (Klagsbrun, 1970) [7]. Die Vermittlung von Grundlagen und Praxis der psychosozialen Betreuung von Suizidenten nach Intoxikationen sollte als eigenständiger Teil in den Lehrplan zur Weiterbildung für Fachschwestern und Fachpfleger Innere Medizin – Intensivmedizin aufgenommen werden (Ahnefeld u. a., 1975) [1]. Bei der Durchführung einer entsprechenden Weiterbildung kann mit der Unterstützung durch die Deutsche Gesellschaft für Selbstmordverhütung (Pohlmeier, 1979) [11] und die Arbeitsgruppe für tertiäre Suizidprophylaxe an der Universität Heidelberg (Kulessa 1980) [9] gerechnet werden.

4.1.4. Literatur

1. Ahnefeld, F. W., Dick, W., Halmagyi, M., Valerius, T.: Weiterbildung 1. Richtlinien. Lehrplan. Organisation. Berlin – Heidelberg – New York: Springer-Verlag 1975

2. Böhme, K., Kulessa, C., Reiner, A.: Suizidenten-Nachbetreuung. Deutsches Ärzteblatt 75, 3045–3047 (1978)

3. Cohn, R. C.: Von der Psychoanalyse zur Themenzentrierten Interaktion. Stuttgart: Ernst Klett Verlag 1975

4. Freyberger, H., Porschek, B., Haan, D.: Die psychologische Situation der Patienten und der Schwestern-Pfleger-Gruppe auf Intensivbehandlungsstationen. Therapiewoche 21, 1655 (1971)

5. Harsch, H.: Theorie und Praxis des beratenden Gespräches. München: Kaiser-Verlag 1979

6. Jörns, K. P.: Nicht leben und nicht sterben können. Göttingen/Wien: Vandenhoek & Ruprecht 1979

7. Klagsbrun, S. C.: Cancer, emotion and nurses. Amer. J. Psychiat. 126, 1237–1244 (1970)

8. Kulessa, C., Reiner, A., Böhme, K.: Tertiäre Suizidprophylaxe GWG-info 34, Informationsblätter der Gesellschaft für wissenschaftliche Gesprächspsychotherapie. Heft 34, 1–8 (1979)

9. Kulessa, C.: Die Sektion für Suizidforschung der Psychiatrischen Klinik der Universität Heidelberg. Suicidprophylaxe 7, 116–129 (1980)

10. Luban-Plozza, B.: Praxis der Balint-Gruppen. München: J. F. Lehmanns 1974

11. Pohlmeier, H.: Die deutsche Gesellschaft für Selbstmordverhütung. Fortschr. Med. 97, 1587 (1979)

12. Rave-Schwank, M., Kallinke, D.: Das Rollenspiel in der Ausbildung von Schwestern und Pflegern. Gruppendynamik 35–41 (1973)

13. Reiner, A., Kulessa, C.: Ich sehe keinen Ausweg mehr. Suizid- und Suizidverhütung. München: Kaiser-Grünewald (1980)

14. Safar, P., Kornfeld, T. J., Pearson, J. W., Reeding, J. S.: The intensive care unit. Anaesthesia 16, 275–284 (1961)

15. Schors, R.: Beobachtungen zur Psychodynamik einer Intensiv-Station. Psyche 33, 343–363 (1979)

16. Stengel, E.: Selbstmord und Selbstmordversuch. Frankfurt: Fischer 1969

Giftinformation

5. Struktur und Arbeitsweise von Giftinformationszentren

In Deutschland gibt es z. Z. 17 Giftinformationszentren (Beratungsstellen bei Vergiftungen, s. tabellarischer Anhang S. 119–120). Sie wurden Ende der 60er Jahre von den obersten Gesundheitsbehörden der Länder ernannt. Zumeist handelt es sich um Medizinische Kliniken und in sechs Fällen um Kinderkliniken.

Die meisten Zentren sind im 24-Stunden-Dienst telefonisch erreichbar. Struktur und Arbeitsweise der Zentren sind nicht einheitlich. In der Regel wird die Giftinformation (telefonische Beratung bei Vergiftungen) von den diensthabenden Ärzten der Intensivstation oder der Klinik des jeweiligen Zentrums durchgeführt. In Ausnahmefällen ist ein separater Telefondienst eingerichtet, der nur für die Giftinformation zuständig ist. Weitere strukturelle Gegebenheiten und Erfordernisse sind Okonek u. Mitarb. 1979 [19] zu entnehmen.

Die Regelung, daß die diensthabenden Ärzte für die Giftinformation verantwortlich sind, hat Vor- und Nachteile. Vorteil ist, daß diese Ärzte selbst über Erfahrungen in der Behandlung akuter Vergiftungen verfügen und diese bei entsprechenden Anfragen weitergeben können. Nachteil ist, daß diese Doppelfunktion zur Überbelastung führen kann.

Die Informationen, die bei der Giftinformation weitergegeben werden, entstammen meist Karteien und Nachschlagewerken der jeweiligen Zentren. Dazu steht eine im Einzelfall mehr oder minder große Bibliothek zur Verfügung. Eine Kartei des Bundesgesundheitsamtes gibt Auskunft über chemische Handelsprodukte (außer Arzneimitteln), eine Kartei des Apothekenverbandes über Arzneimittel.

Die ärztliche telefonische Beratung im Rahmen der Giftinformation ist grundsätzlich deswegen sehr schwierig, weil eine Situation beurteilt werden muß und daraus Konsequenzen gezogen werden sollen, die der Arzt nicht aufgrund eigener Untersuchung, sondern aufgrund der Schilderung von anderen erhält. Deshalb ist es erforderlich, daß möglichst exakte Auskünfte über Handelsbezeichnung oder chemischen Namen des vermuteten Giftstoffes, Art, Menge und Zeitdauer nach der Gifteinnahme sowie Symptomatik des Patienten gemacht werden. Da die Arbeitsweise der Giftinformationszentren nicht einheitlich ist, sollen als Beispiel die Verhältnisse des Mainzer Zentrums für Entgiftung und Giftinformation der II. Medizinischen Klinik und Poliklinik der Universität beschrieben werden: Die Giftinformation wird im 24-Stunden-Dienst von einem speziell der Giftinformation zugehörigen Chemie-Ingenieur und von den diensthabenden Ärzten der Intensivtherapiestation durchgeführt. Die Befragung des Anrufers erfolgt in der o. g. Art, um möglichst exakte Informationen über die Vergiftung zu erhalten. Die Daten werden zusammen mit der Adresse des Anrufers notiert, und wenn keine spontane Auskunft gegeben werden kann, wird der Anrufer nach einigen Minuten, die zum Nachschlagen in Büchern oder Karteien erforderlich sind, wieder angerufen. Am folgenden Tag werden alle Anrufer mit einem Fragebogen angeschrieben und gebeten, Angaben über den weiteren Vergiftungsverlauf bezüglich Symptomatik und Therapie zu machen. Dieses Rückinformationssystem gewährleistet, daß Erfahrungen mit diesen Vergiftungen gesammelt werden können, die verloren gingen, wenn nur der kurze Abschnitt des Telefongespräches ausgewertet würde.

6. Ergebnisse der Giftinformation

Das Mainzer Zentrum wird in der Hälfte der Fälle von niedergelassenen oder Klinik-Ärzten und in der anderen Hälfte von Nichtmedizinern konsultiert. $^2/_3$ der Anrufe erfolgen von 6 bis 18 Uhr, $^1/_3$ von 18 bis 6 Uhr. Eine geringe Häufung ist in der zweiten Häfte des Jahres festzustellen. $^1/_3$ der Anrufe betreffen Vergiftungen bei Erwachsenen, $^2/_3$ bei Kindern. Meist sind Kinder vom 1. bis 5. Lebensjahr betroffen, da sie in diesem Lebensalter Zugang zu vielen Dingen im Haushalt haben und aus Naschsucht und Neugier vielerlei essen. Insgesamt ereignen sich 90% der Vergiftungen per os, 6% per inhalationem, 3% per kutan und 1% per injectionem.

Die Fragebogenaktion (Rückinformationssystem), die seit 1976 durchgeführt wird, hat ein überraschendes Ergebnis gebracht (Tabelle 6.1.): In den meisten Fällen, 85% der Kinder und 37% der Erwachsenen, sind weder Vergiftungssymptome zum Zeitpunkt des Telefongespräches noch später aufgetreten; das heißt, eine Vergiftung hat auch nicht vorgelegen. Es wird also in sehr vielen Fällen vorsorglich angerufen! Der Fall, daß während des Telefongesprächs keine Vergiftungssymptome bestanden haben, aber später aufgetreten

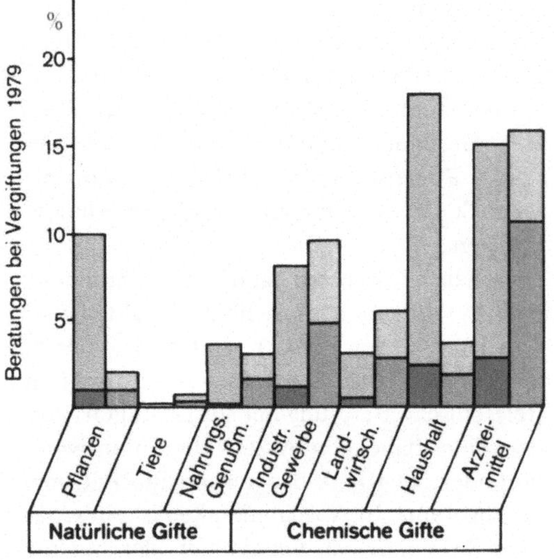

Abb. 6.1. Mögliche und tatsächlich eingetretene Vergiftungen von Kindern und Erwachsenen, die bei Beratungen von Vergiftungen 1979 im Zentrum für Entgiftung und Giftinformation, Mainz, bekannt wurden.

mögliche	Vergiftungen	
tatsächliche	bei Kindern	
mögliche	Vergiftungen	
tatsächliche	bei Erwachsenen	

Tabelle 6.1. Giftinformation: Prozentuale Angaben über *Verlauf* und *Behandlung* von Vergiftungen bei Kindern und Erwachsenen

	Kinder	Erwachsene
Verlauf		
Keine Symptome, keine Symptome später aufgetreten	85	37
Keine Symptome, aber Symptome später aufgetreten	2	2
Vergiftungssymptome vorhanden, später abgeschwächt	12	56
Vergiftungssymptome vorhanden, später weiter verstärkt	1	5
Behandlung		
Keine	47	19
Von Angehörigen oder selbst	29	13
Vom Arzt ambulant	9	16
Vom Arzt in der Klinik	15	52

sind, ist mit 2% selten. Haben Vergiftungssymptome bestanden, so schwächten sie sich in der Regel (12–56%) ab. Nur in 1–5% der Fälle waren Vergiftungssymptome vorhanden und haben sich im weiteren Verlauf sogar noch verstärkt!

Entsprechend der häufig nur vorsorglichen Konsultation des Zentrums war in 32–76% der Fälle entweder keine Behandlung erforderlich oder konnte von einem Angehörigen bzw. dem Patienten selbst vorgenommen werden. Bei den restlichen Patienten wurde die Behandlung entweder von einem Arzt ambulant oder in der Klinik durchgeführt.

Aufgrund dieser Erkenntnisse ist es nicht mehr statthaft, jeden Telefonanruf bezüglich einer Vergiftung auch als tatsächlich eingetretene Vergiftung anzusehen und statistisch auszuwerten; es muß vielmehr zwischen möglichen oder eingetretenen Vergiftungen unterschieden werden wie es in Abb. 6.1. ge

schehen ist. Es wurden die Giftstoffe nach ihrer Herkunft in natürliche und chemische Gifte unterteilt. Unter „natürlich" sind die von alters her bekannten Giftstoffe der Pflanzen, Tiere, Nahrungs- und Genußmittel zu verstehen. Die „chemischen" Gifte sind Chemikalien aus dem industriellen Gewerbe, der Landwirtschaft, dem Haushalt, oder es sind Arzneimittel. In Abb. 6.1. sind die Anrufe von 1979 diesen einzelnen Gruppen zugeordnet und nach möglichen und eingetretenen Vergiftungen bei Kindern und Erwachsenen unterteilt. Die meisten Vergiftungen entstammen eindeutig dem Bereich der modernen chemischen Gifte. Die Arzneimittel sind sowohl bei den Erwachsenen als auch bei den Kindern führend. Die wirklich eingetretenen Vergiftungen aus dem Bereich der natürlichen Gifte hingegen haben kaum Bedeutung. Lediglich bei den Pflanzen kommt es aufgrund der Naschsucht der Kinder oder durch

Tabelle 6.2. Giftinformation: Prozentuale Verteilung von *Vergiftungssymptomen* bei Erwachsenen und Kindern

Vergiftungssymptome	Erwachsene	Kinder
Somnolenz	17,0	11,2
Sopor/Koma	8,2	3,7
Erbrechen	7,2	12,4
Herz-Kreislauf-Depression	7,1	5,0
Übelkeit	6,9	16,2
Schmerzen	6,6	8,7
Hautveränderungen	5,7	3,1
Krämpfe	5,2	3,7
Atemstörung	5,0	3,1
Diarrhö	4,1	6,2
Verätzung	3,6	2,5
Schwindel	3,2	4,4
Exzitation	3,2	2,5
Herzrhythmusstörungen	3,0	1,2
Augensymptome	2,8	1,2
Hyperthermie	2,2	5,0
Leberinsuffizienz	2,1	0,6
Niereninsuffizienz	1,6	–
Husten	1,4	1,9
Parästhesien	1,4	0,6
Sonstige	1,4	2,5
Gangunsicherheit	0,9	1,2
Blutung	0,6	0,6
Hypersalivation	0,5	2,5
Gesamt	100,0	100,0

Verwechslung von giftigen mit ungiftigen Pilzen zu manifesten Vergiftungen.

Die Häufigkeit, mit der Symptome bei Kindern und Erwachsenen beobachtet wurden, ist in Tabelle 6.2. wiedergegeben. Die Symptome wurden nach der Häufigkeit geordnet, mit der sie beim Erwachsenen auftraten. Am häufigsten kam es zur Bewußtseinseintrübung von Somnolenz bis zum Koma sowie zu den Zeichen der toxischen Gastroenteritis mit Übelkeit und Erbrechen. Danach folgen Ateminsuffizienz und Störungen im Herz-Kreislauf-System. Diese Symptome sind zwar uncharakteristisch und lassen keine Rückschlüsse auf die Ursache der Vergiftung zu; es sind aber Leitsymptome, die den Verdacht auf eine Vergiftung aufkommen lassen.

Die Giftinformation hat sich insgesamt bewährt. Es ist aber erforderlich, die Arbeit auf diesem Gebiet zu intensivieren und insbesondere mehr Kräfte auf die Verhütung von Vergiftungen zu konzentrieren.

Literatur

Literaturziffern 1–16 s. Kap. 2.3., S. 111

17 Halmágyi, M., Valerius, T. Weiterbildung 2. Praktische Unterweisung. Intensivbehandlungsstation – Intensivpflege. In: Fachschwester – Fachpfleger. Anaesthesie – Intensivmedizin. Innere Medizin – Intensivmedizin. Berlin Heidelberg New York: Springer 1975

18 Halmágyi, M., Valerius T. Weiterbildung 3. Praktische Unterweisung. Punktion, Injektion – Infusion – Transfusion, Gefäßkatheter. In: Fachschwester – Fachpfleger. Anaesthesie – Intensivmedizin. Innere Medizin – Intensivmedizin. Berlin Heidelberg New York: Springer 1976

19 Okonek, S., Fülgraff, G., Frey, R. (Hrsg.). Humantoxikologie. Akute Vergiftungen – Giftinformation. Stuttgart New York: Fischer 1979

20 Okonek, S., Baum, P. P. Akute Vergiftungen. In: Schölmerich, P., Schuster, H. P., Schönborn, H., Baum, P. P. (Hrsg.). Interne Intensivmedizin. Stuttgart New York: Thieme 1980

21 Schuster, HP., Schönborn, H., Lauer, H. Fortbildung 3. Schock. Entstehung – Erkennung – Überwachung – Behandlung. In: Fachschwester – Fachpfleger. Innere Medizin – Intensivmedizin. Berlin Heidelberg New York: Springer 1978

Anhang: Verzeichnis der 17 Informations- und Behandlungszentren für Vergiftungen in der Bundesrepublik Deutschland

Stand: Januar 1981

K = Kinderklinik, I = Medizinische Klinik, ⊕ = kein 24-Stunden-Dienst

Berlin

K Beratungsstelle für Vergiftungserscheinungen an der Universitäts-Kinderklinik, KAVH
030/3023022
Heubnerweg 6, 1000 Berlin 19

I Reanimationszentrum der Freien Universität Berlin im Klinikum Charlottenburg
030/3035466/3032215, Zentrale: **30351**
Spandauer Damm 130, 1000 Berlin 19

Bonn

K Universitäts-Kinderklinik und Poliklinik Bonn
Informationszentrale gegen Vergiftungen
0228/213505, Zentrale: **217051**
Fernschreiber: **8869546 KLBO D**
Adenauerallee 119, 5300 Bonn

Braunschweig

I Medizinische Klinik des Städtischen Krankenhauses
0531/62290, Zentrale: **691071**
Salzdahlumer Str. 90, 3300 Braunschweig

Bremen

I Kliniken der Freien Hansestadt Bremen
Zentralkrankenhaus St.-Jürgen-Straße,
Klinikum für innere Medizin
– Intensivstation –
0421/4975268, diensthabender Arzt
St.-Jürgen-Straße, 2800 Bremen 1

Freiburg

K Universitätskinderklinik Freiburg
Informationszentrale für Vergiftungen
0761/2704300, 2704301
Zentrale: **2701**
Mathildenstr. 1, 7800 Freiburg

Göttingen

K, ⊕ Universitätsklinik und Poliklinik
0551/Zentrale: **396110/11** (Vermittlung an den diensthabenden Arzt), Poliklinik: **396239**
Fernschreiber: **UniGö 96703**
Humboldtallee 38, 3400 Göttingen

Hamburg

I II. Medizinische Abteilung des Krankenhauses Barmbek,
Giftinformationszentrale
040/6385346/345
Rübenkamp 148, 2000 Hamburg 60

Homburg/Saar

K Universitäts-Kinderklinik Homburg-Saar
Informationszentrale für Vergiftungen
06841/162257/162846, Zentrale: **161**
6650 Homburg/Saar

Kiel

I Zentralstelle zur Beratung bei Vergiftungsfällen an der I. Medizinischen Universitätsklinik Kiel
0431/5974268, Zentrale: **5971,** Pförtner: **5972444/2445;**
Fernschreiber der Landesregierung (Innenmin.): **299871 Ireg d** (Kennwort: **Vergiftungszentrale)**
Schittenhelmstr. 12, 2300 Kiel

Koblenz

I Städtisches Krankenhaus, Kemperhof, Koblenz
I. Medizinische Klinik
0261/499648, Fernschreiber der Stadtbibliothek: **862699**

Ludwigshafen

I Städtische Krankenanstalten Ludwigshafen,
Entgiftungszentrale I. Medizinische Klinik
0621/503431, Zentrale: **5031,**
Fernschreibanschluß
der Städt. Berufsfeuerwehr **0464861**
Bremserstr. 79, 6700 Ludwigshafen

Mainz

I   Zentrum für Entgiftung und
Giftinformation,
II. Medizinischen Klinik und Poliklinik der
Universität
06131/27406/22333/192418, Zentrale: **191**
Langenbeckstr. 1, 6500 Mainz

München

I   Giftnotruf München
Toxikologische Abteilung der II. Medizinischen Klinik rechts der Isar der Technischen
Universität
089/41402211, Fernschreiber: **05-24404
klire d**
Ismaninger Str. 22, 8000 München 80

Münster

I   Medizinische Klinik und Poliklinik
0251/836245/836188, Zentrale: **831,**
Pforte: **836259**
Westring 3, 4400 Münster

     Spezielle toxikologische Fragen:
Institut für Pharmakologie und
Toxikologie
der Westfälischen Wilhelms-Universität,
0251/835510

Nürnberg

I   II. Medizinische Klinik der Städtischen
Krankenanstalten
Toxikologische Abteilung
0911/3982451, Fernschreiber: **06-22903
stnbg d**
Flurstr. 17, Abholfach, 8500 Nürnberg 5

Papenburg

K, ⊕   Marienhospital, Kinderabteilung
04961 Zentrale **381** (Vermittlung an den
diensthabenden Arzt)
2990 Papenburg

Sachverzeichnis

Sachverzeichnis

Fachschwester – Fachpfleger Fortbildung

Innere Medizin – Intensivmedizin

Herausgeber: M. Alcock, P. Barth,
K. D. Grosser, W. Nachtwey, G. A. Neuhaus,
F. Praetorius, H. P. Schuster, M. Sucharowski,
P. Wahl

S. M. Brooks
Fortbildung 1
Grundlagen des Wasser- und Elektrolythaushaltes
Deutsche Bearbeitung von H. P. Schuster,
H. Lauer
Übersetzt aus dem Amerikanischen von
G. Kaiser, M. Kaiser
1978. 27 Abbildungen, 13 Tabellen.
XIII, 67 Seiten
DM 19,80
Mengenpreis ab 20 Exemplare: DM 15,80
ISBN 3-540-08429-0

J. M. Krueger
Fortbildung 2
Überwachung des zentralen Venendrucks
Übersetzt aus dem Amerikanischen von
G. und M. Kaiser
1978. 51 Abbildungen. IX, 60 Seiten
DM 12,–
Mengenpreis ab 20 Exemplare: DM 9,60
ISBN 3-540-08574-2

H. P. Schuster, H. Schönborn, H. Lauer
Fortbildung 3
Schock
Entstehung, Erkennung, Überwachung,
Behandlung
1978. 39 Abbildungen, 10 Tabellen.
X, 65 Seiten
DM 21,80
Mengenpreis ab 20 Exemplare: DM 17,40
ISBN 3-540-08736-2

Fortbildung
Innere Medizin – Intensivmedizin

Herausgeber: M. Alcock, K. D. Grosser,
W. Nachtwey, G. A. Neuhaus, F. Praetorius,
H. P. Schuster, M. Sucharowski, P. Wahl

D. Seybold, U. Gessler
Säure-Basen-Haushalt und Blutgase
1981. 29 Abbildungen, 9 Tabellen.
IX, 48 Seiten
DM 29,80
Mengenpreis ab 20 Exemplare: DM 23,80
ISBN 3-540-10342-2

Anaesthesie – Intensivmedizin

Herausgeber: F. W. Ahnefeld, W. Dick,
M. Halmágyi, H. Nolte, T. Valerius

F. W. Ahnefeld, W. Dick, M. Halmágyi,
T. Valerius
Weiterbildung 1
Richtlinien, Lehrplan, Organisation
1975. XIII, 204 Seiten
DM 24,–
Mengenpreis ab 20 Exemplare: DM 19,20
ISBN 3-540-07115-6

M. Halmágyi, T. Valerius
Weiterbildung 2
Praktische Unterweisung
Intensivbehandlungsstation – Intensivpflege
1975. 67 Abbildungen. VIII, 120 Seiten
DM 24,–
Mengenpreis ab 20 Exemplare: DM 19,20
ISBN 3-540-07213-6

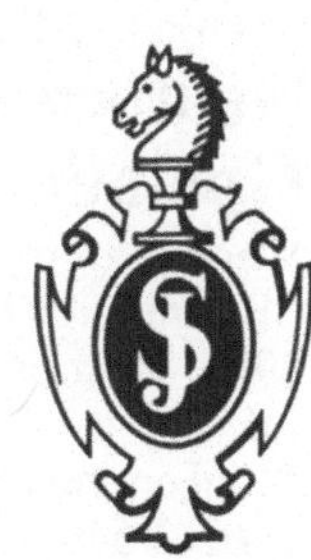

Springer-Verlag
Berlin
Heidelberg
New York

Fachschwester – Fachpfleger

Fortbildung

M. Halmágyi, T. Valerius
Weiterbildung 3
Praktische Unterweisung
Punktion. Injektion – Infusion – Transfusion.
Gefäßkatheter
1976. 60 Abbildungen. VII, 120 Seiten
DM 28,–
Mengenpreis ab 20 Exemplare: DM 22,40
ISBN 3-540-07723-5

M. Halmágyi
Diaserie – Slides II
Weiterbildung 3
1979. 60 farbige Diapositive
Legenden in deutscher Sprache
Lieferung im Ringordner
DM 128,–
ISBN 3-540-092112-5

M. Halmágyi, T. Valerius
Weiterbildung 4
Praktische Unterweisung
Sonde – Drainage – Katheter – Endoskopie
1980. 48 Abbildungen. VIII, 137 Seiten
DM 36,–
Mengenpreis ab 20 Exemplare: DM 28,80
ISBN 3-540-08737-0

Operative Medizin

Herausgeber: G. Gille, B. Horisberger, B. Kaltwasser, K. Junghanns, R. Plaue

J. Hamer, C. Dosch
Neurochirurgische Operationen
Weiterbildung
Mit einem Geleitwort von K. Junghanns
1978. 80 Abbildungen. IX, 78 Seiten
DM 28,–
Mengenpreis ab 20 Exemplare: DM 22,40
ISBN 3-540-08631-5

J. Menzel, B. Dosch
Neurochirurgie
Prae- und postoperative Behandlung und
Pflege
Fortbildung
Geleitwort von K. Junghanns
1979. 40 Abbildungen, 1 Tabellen.
IX, 46 Seiten
DM 29,50
Mengenpreis ab 20 Exemplare: DM 13,60
ISBN 3-540-09284-6

W. Saggau, T.-R. Billmaier
Herz- und Gefäßoperationen
Weiterbildung
1979. 110 Abbildungen. VIII, 104 Seiten
DM 36,–
Mengenpreis ab 20 Exemplare: DM 28,80
ISBN 3-540-08735-4

H. W. Asbach, C. Herrmann-Schüssler,
M. Lorenz
Urologie
Prae- und postoperative Behandlung und
Pflege
Fortbildung
1980. 29 Abbildungen, 6 Tabellen.
IX, 60 Seiten
DM 32,–
Mengenpreis ab 20 Exemplare: DM 25,60
ISBN 3-540-09835-6

Fortbildung
Operative Medizin

Herausgeber: G. Gille, B. Hornisberger,
B. Kaltwasser, K. Junghanns, R. Plaue

G. Feldkamp, E. Koch
Der Brandverletzte
Behandlung, Pflege, Organisation
1981. 60 Abbildungen. XI, 97 Seiten
DM 39,80
Mengenpreis ab 20 Exemplare: DM 31,80
ISBN 3-540-08734-6

Springer-Verlag
Berlin
Heidelberg
New York

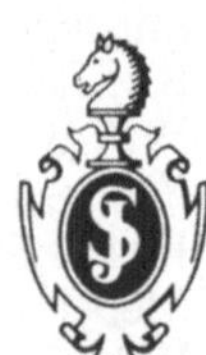